SAÚDE

e prevenção de doenças

Editora Senac São Paulo – São Paulo – 2017

Gerente/Publisher: Jeane Passos de Souza (jpassos@sp.senac.br)
Coordenação Editorial/Prospecção: Luís Américo Tousi Botelho (luis.tbotelho@sp.senac.br)
Márcia Cavalheiro R. de Almeida (mcavalhe@sp.senac.br)
Administrativo: João Almeida Santos (joao.santos@sp.senac.br)
Comercial: comercial@editorasenacsp.com.br

Redação: Enirtes Caetano Prates Melo
Edição de texto e copidesque: Bianca Encarnação
Acompanhamento técnico-pedagógico: Ana Lucia Jezuino da Costa e Paulo Bruno
Ilustrações científicas: Nato Gomes
Projeto gráfico, capa, diagramação e ilustrações: Gabinete de Artes
Revisão: Selma Monteiro Correia e Tereza Rocha

Dados Internacionais de Catalogação na Publicação (CIP)
(Jeane Passos de Souza - CRB 8ª/6189)

SENAC. Departamento Nacional.
Saúde e prevenção de doenças / Departamento Nacional do Serviço Nacional de Aprendizagem Comercial. -- São Paulo: Editora Senac São Paulo, 2017.

ISBN 978-65-5536-259-6 [Venda internacional]

1. Saúde 2. Promoção da saúde 3. Prevenção de doenças 3. Saúde : Relações Socioambientais I. Título

17-593s CDD – 613
BISAC HEA028000

Índice para catálogo sistemático:
1. Saúde : Promoção da saúde 613
2. Saúde : Prevenção de doenças 613

Editora Senac São Paulo
Rua 24 de Maio, 208 - 3º andar - Centro - CEP 01041-000
Caixa Postal 1120 - CEP 01032-970 - São Paulo - SP
Tel. (11) 2187-4450 - Fax (11) 2187-4486
E-mail: editora@sp.senac.br
Home page: http://www.editorasenacsp.com.br

SUMÁRIO

NOTA DO EDITOR

Saúde é muito mais do que a simples ausência de doença. Para termos saúde é preciso viver num ambiente saudável, tanto do ponto de vista das condições físicas individuais quanto em relação aos aspectos sociais, ambientais e culturais.

Dessa forma, o ambiente, o estilo de vida, a biologia humana e os sistemas e serviços de saúde são fatores preponderantes para a promoção do bem-estar e da qualidade de vida que podem ser entendidos, simplesmente, como saúde.

Do ponto de vista social, a promoção da saúde da população requer a articulação de cinco áreas de ação: implementação de políticas públicas, criação de ambientes saudáveis, capacitação da comunidade, desenvolvimento de habilidades individuais e coletivas e reorientação dos serviços de saúde.

Nessa perspectiva mais ampla do processo de saúde e prevenção de doenças, este livro procura discutir as diversas situações de desequilíbrio responsáveis pelo adoecimento do homem, identificando fatores que causam ou determinam a ocorrência de doenças transmissíveis. Somente a partir do entendimento da origem e da evolução do processo de adoecimento, do "lugar das doenças" e das "doenças do lugar" é que um profissional de saúde, a quem se destina o livro, pode intervir, promover e prevenir.

Com esta publicação, o Senac São Paulo espera contribuir para a formação de profissionais comprometidos com uma visão humanística e socialmente responsável no desempenho de sua principal atribuição: cuidar das pessoas e do meio em que elas vivem.

Parte 1

A SAÚDE E AS RELAÇÕES SOCIOAMBIENTAIS

INTRODUÇÃO

Saúde e doença representam estados de um mesmo processo. Envolvem fatores biológicos, sociais, econômicos e culturais que não devem ser analisados isoladamente, e sim inter-relacionados, tendo ligação, portanto, com o ambiente, o estilo de vida, a biologia humana e os sistemas e serviços de saúde.

Sendo a saúde um recurso indispensável ao desenvolvimento individual e coletivo, além de fonte de riqueza social e pessoal, iniciativas destinadas à sua promoção tornam-se indispensáveis, pela necessidade de reduzir as desigualdades no que se refere ao estado de saúde da população mundial. Alimentação, meio ambiente, habitação, educação, trabalho, renda, paz, justiça social e equidade são fatores essenciais na busca dessa meta.

Ao mesmo tempo, é preciso reconhecer que as ações do ser humano no planeta, acentuando ou provocando graves problemas ambientais – como o aquecimento global, a devastação das florestas, a perda de biodiversidade e a deterioração dos recursos naturais –, interferem na dinâmica social e, consequentemente, no processo de produção de doenças. A degradação socioambiental é, assim, uma ameaça à manutenção da vida em todas as suas manifestações e dimensões.

Dessa forma, saúde é um conceito de bem-estar intrinsecamente relacionado à qualidade de vida. O ideal é que todos vivam mais e melhor – entendendo-se aqui por "melhor" um estilo de vida mais harmônico com a natureza e que contemple todas as dimensões humanas: afetiva, cultural, espiritual etc. Quando se trata de decidir e agir com relação à qualidade de vida das pessoas, é fundamental trabalhar a partir da visão que cada grupo social tem do significado do termo "meio ambiente" e, principalmente, de como cada grupo percebe o seu ambiente e os ambientes mais abrangentes nos quais se insere.

Por isso é preciso ampliar o conceito de meio ambiente e passar a vê-lo como algo que vai além do meio natural, incluindo também, necessariamente, o ambiente construído e modificado pelo ser humano ao longo da história. O foco não é um corpo individual que adoece, mas o indivíduo enquanto sujeito histórico inserido em um determinado corpo social, no qual as contradições tornam mais vulneráveis alguns grupos da população, como crianças, índios, idosos e pobres.

Nesse sentido, a promoção da saúde da população requer a articulação de cinco áreas de ação: implementação de políticas públicas saudáveis, criação de ambientes saudáveis, capacitação da comunidade, desenvolvimento de habilidades individuais e coletivas e reorientação dos serviços de saúde. Para isso se faz necessária a participação responsável de cada cidadão – no ato de escolha de nossos representantes, no Legislativo, no Executivo e nas entidades de controle social.

É com tal perspectiva que abordamos aqui diversas situações de desequilíbrio responsáveis pelo adoecimento do homem. O livro também identifica alguns fatores causais, ou determinantes, na ocorrência de doenças transmissíveis e, finalmente, destaca que o homem e o ambiente devem ser vistos de forma indissociável. Somente conhecendo a origem e a evolução do processo de adoecimento, "o lugar das doenças" e "as doenças do lugar", é que se pode intervir, promover e prevenir.

O processo de trabalho em saúde com base nesse modelo relacional gera novas atribuições, que perpassam diversas áreas do conhecimento. O profissional da saúde precisa apurar seu olhar e assim contar com uma ferramenta essencial no seu dia-a-dia: o espírito investigativo. Quando a meta é prevenir, a investigação do "quem?", "quando?", "onde?", "como?" e "por quê?" constitui um passo essencial para o esclarecimento dos casos e o acompanhamento de pacientes, famílias, grupos e comunidades, pois a promoção da saúde exige a identificação de lugares, pessoas e grupos que se encontram sob risco. E mais: é preciso entender por que eles estão nessa situação e de que forma é possível contribuir para mudá-la. Porém, com um olhar aguçado e sempre crítico, o profissional e a equipe da qual ele faz parte podem romper os elos da cadeia de produção de doenças.

No entanto, ao se deparar com eventuais dificuldades relacionadas a conhecimentos que ainda não lhe são familiares, não se detenha. Conhecer é intercambiar, é atuar sobre o mundo e sobre si mesmo e, nesse sentido, não há limites. É uma trajetória sinuosa: um processo de idas e vindas, de construção e desconstrução de conceitos. Por esse motivo existe a necessidade de atualização permanente para consolidar conceitos que ainda não estão claros.

Lembre-se de que sua atuação no mundo globalizado precisa levar em conta a relação entre o desequilíbrio socioambiental e o adoecimento. Assim, ampliar conhecimentos sobre os fatores biológicos, sociais e ambientais, entendendo a articulação que eles estabelecem entre si, é fundamental para agir de forma consciente na prevenção e no controle das doenças.

Capítulo 1

RELAÇÕES ENTRE OS SERES VIVOS

O meio ambiente é o local em que se estabelecem as relações entre os seres vivos – e, por isso, território das relações sociais, da subjetividade humana, de conflitos e de interesses diversos, sejam eles econômicos, políticos ou sociais. Temos aí um conceito de meio ambiente bem mais abrangente do que simplesmente "os recursos da fauna, da flora e da paisagem". A compreensão das conexões e da interdependência entre natureza e sociedade torna a responsabilidade individual e coletiva do ser humano muito grande, já que o cuidado com o meio ambiente, os costumes morais e os princípios éticos determinam o bem de todos e o direito à cidadania.

Meio ambiente, diversidade e sustentabilidade

O que torna especial este planeta de cerca de 4,6 bilhões de anos? A vida, que não está apenas sobre a Terra, mas ocupa o conjunto de todos os ecossistemas, que são partes da biosfera. O mesmo planeta que nos parece grande, interminável, se visto do espaço, é considerado pequeno, recoberto por uma fina e frágil camada de atmosfera, deixando ver o contraste das águas azuis com as nuvens brancas e as massas de terra verdes e marrons.

Uma teoria proposta pelo cientista James Lovelock em parceria com a filósofa Dian Hitchcock, na década de 1970, afirma que a Terra é viva. Segundo essa teoria, desenvolvida a partir de estudos realizados para a NASA, a agência espacial norte-americana, a Terra (ou Gaia, a mãe-Terra) é um superorganismo.

A discussão sobre a adequação científica do uso da palavra organismo para fazer referência à Terra é um tanto polêmica. Contudo, em um contexto ecológico, faz todo o sentido a concepção da Terra como organismo vivo, uma vez que eco vem do grego *oîkos*, que significa casa, lugar onde se vive, hábitat, meio ambiente.

A Terra vive um período de intensas transformações que colocam em risco a manutenção da vida, individual e coletiva, e ameaçam as (inter-)relações entre as populações micro e macroscópicas. O Worldwatch Institute (WWI), organização independente de pesquisa interdisciplinar e enfoque global com sede nos Estados Unidos, publica todos os anos um relatório chamado *State of the World*, que pode ser traduzido como uma análise do estado da Terra sob os mais diferentes aspectos. Do relatório do WWI de 1996 foram destacadas pelo filósofo Leonardo Boff, em seu livro *Ecologia: grito da Terra, grito dos pobres* (1996), as seguintes constatações:

- No período compreendido entre 1500 e 1850, provavelmente uma espécie foi eliminada a cada dez anos.
- No período entre 1850 e 1950, uma espécie foi eliminada anualmente.
- A partir de 1990, uma espécie passou a desaparecer diariamente.

Como se configura essa situação em pleno século XXI? Qual o resultado da nossa ocupação predatória e desordenada? Quais as consequências das aglomerações urbanas nos cinco continentes, da exclusão social e da poluição ambiental pelos dejetos de fábricas e lavouras? Que tipos de ameaças sofrem as diversas formas de vida na Terra? Qual o destino das espécies? Qual o destino da vida?

Para o biólogo norte-americano Stuart Pimm, em entrevista à revista *Ciência Hoje On-line*, em 2005, se a situação não mudar, dentro de 50 anos a Amazônia e grande parte das coberturas vegetais do planeta terão perdido cerca da metade de todas as suas espécies e o mundo será muito mais pobre do que é hoje. Em sua opinião, o tempo é curto e os brasileiros tomarão decisões que afetarão o futuro de todo o planeta. A declaração do cientista analisa a responsabilidade dos cidadãos brasileiros na manutenção do pulmão do mundo, que é a Floresta Amazônica, mas é bom alertar que os países desenvolvidos, consumidores dos produtos retirados da floresta, precisam também incorporar essa responsabilidade em suas atividades de desenvolvimento econômico.

Pode-se afirmar que nenhum ser vivo é capaz de sobreviver independentemente de outro. Na natureza, as relações entre os seres vivos acontecem de maneira dinâmica e contínua. Há, desse modo, uma adaptação que tende ao equilíbrio. Os seres vivos e o meio ambiente estão em permanente processo de adaptação mútua, ou seja, estão evoluindo sempre.

Os seres vivos convivem (e sobrevivem) através da interação entre seus hábitats. Esse ambiente é fonte de recursos e espaço de reprodução das espécies. Do equilíbrio de uma espécie depende o equilíbrio de outra, e outra e mais outra – em uma grande cadeia de interações. Situações de desarmonia não têm, portanto, caráter independente. Um ser vivo não pode ser visto isoladamente, descontextualizado. Transformações resultantes dos efeitos de uma espécie sobre outra devem ser objeto de atenção. Nesse intercâmbio, cada indivíduo é parte da Terra, que, por sua vez, é parte de cada indivíduo.

Assim, de maneira bem abrangente, o meio ambiente pode ser classificado como espaço físico, biológico e social. Esse espaço é constituído por componentes bióticos (seres vivos: animais – inclusive o homem –, vegetais, fungos, protozoários, helmintos e bactérias, bem como as substâncias que os compõem ou são geradas por eles), abióticos (aqueles não vivos: água, gases atmosféricos, sais minerais e todos os tipos de radiação) e suas interações. E nele um ser vive e se desenvolve, trocando energia e interagindo com esse espaço, transformando-o e sendo transformado.

No caso do ser humano, ao espaço físico e biológico soma-se o espaço sociocultural. Interagindo com os elementos do seu ambiente, a humanidade promove transformações. Com isso, o homem também muda sua própria visão a respeito da natureza e do meio em que vive. Por esse motivo, atualmente existe uma nova terminologia de elementos que formam as bases do que se pode chamar de pensamento ecológico e que leva em consideração três noções centrais: meio ambiente, sustentabilidade e diversidade.

Pode-se dizer que há dois grandes grupos de elementos: os do meio ambiente "tal como a natureza os fez" e os daqueles produzidos ou transformados pela ação humana.

O primeiro grupo abrange desde os recursos naturais presentes em um sistema até conjuntos de plantas e animais nativos, paisagens mantidas quase sem nenhuma intervenção humana, nascentes, rios e lagos não atingidos pelas ações do homem etc.

Na verdade, porém, não existe natureza intocada pelo homem, uma vez que a espécie humana faz parte da trama de toda a vida no planeta, habita e interage com os mais diferentes ecossistemas há mais de 1 milhão de anos. Por essa razão, a maior parte dos elementos considerados naturais ou é produto de uma interação direta com a cultura humana ou provém de ambientes em que a atuação do homem não parece evidente porque foi conservativa, e não destrutiva. Há ainda os sistemas em que já houve regeneração após determinado tempo. A batata, por exemplo, é fruto do "cruzamento" de inúmeras variedades realizado pelo homem andino ao longo dos séculos, o que representa que consumimos em larga escala um produto manipulado geneticamente.

O segundo grupo abrange os elementos construídos do meio ambiente: matérias-primas processadas, objetos de uso, edificações, cultivos. Em determinados sistemas prevalecem os elementos adaptados pela sociedade humana, tais como cidades e áreas industriais, praias urbanizadas, plantações, pastos, jardins, praças e bosques plantados etc.

Essa diferenciação nos permite observar como se dá a ação do homem na natureza. Por um lado, é necessário preservar o patrimônio natural para garantir a sobrevivência das espécies, a biodiversidade e conservar saudáveis os recursos naturais como a água, o ar e o solo. Por outro, há de se preservar e cuidar do patrimônio cultural construído pelas sociedades em diferentes lugares e épocas.

A diferenciação entre os elementos do meio ambiente e os elementos produzidos é também utilizada para distinguir as áreas de concentração urbana da área rural.

Áreas urbanas são aquelas em que o ambiente é mais fortemente modificado pela ação antrópica, ou seja, por toda ação provinda do homem. As consequências da ação antrópica como geradora de impacto ambiental incluem fatores como a dinâmica populacional (aglomerações, crescimento populacional, deslocamentos, fluxos migratórios), o uso e a ocupação do solo (expansão urbana, paisagismo, instalações de infraestrutura, rede viária etc.), a produção cultural e também as ações de proteção e recuperação de áreas específicas.

Áreas rurais são aquelas que se encontram fora dos limites da cidade, onde se localizam desde intervenções muito fortes, como as monoculturas, até as áreas mais intocadas, como as unidades de conservação, que incluem parques, reservas, estações ecológicas etc.

Esse tipo de classificação é útil especialmente para as decisões relativas a políticas públicas. Com base nela, determinadas questões ambientais são consideradas de caráter urbano, como o sistema de trânsito, a definição de áreas verdes e o patrimônio histórico. As questões consideradas rurais estariam relacionadas aos recursos hídricos, à conservação de áreas com vegetação nativa, à erosão e ao uso de agrotóxicos, por exemplo.

A identificação dos elementos naturais e produzidos permite evidenciar o espaço e as relações nele estabelecidas através de fatores físicos (relações de trocas de energia e uso dos recursos minerais, vegetais ou animais entre os elementos naturais ou produzidos) e fatores sociais do meio ambiente (relações econômicas, culturais e políticas, sejam elas de respeito ou dominação, de destruição ou preservação, de consumismo ou conservação).

Para o geógrafo brasileiro Milton Santos, "as relações entre o homem e a natureza são hoje, na verdade, as relações da sociedade com a sociedade". Assim, a questão ambiental vem sendo considerada cada vez mais urgente e importante para as sociedades, pois o futuro da humanidade depende da relação estabelecida entre a natureza e o uso dos recursos naturais disponíveis pelo homem.

O planeta Terra não pertence à espécie humana, tampouco os recursos naturais, a fauna, a flora são nossos. A responsabilidade pela sobrevivência e pela qualidade de vida das gerações que nos sucederão é o que nos pertence. A cada dia construímos o porvir das novas gerações. A Terra é uma só, logo, o nosso futuro é comum.

Os bens existentes no planeta Terra constituem patrimônio de toda a humanidade. Seu uso deve estar sujeito a regras de respeito às condições básicas da vida no mundo, dentre elas a qualidade de vida de quantos dependam desses bens. Portanto, deve-se cuidar para que esse uso pelos seres humanos seja conservativo – isto é, gere o menor impacto possível e respeite as condições de sustentabilidade e renovação dos recursos.

É notório que os processos tecnológicos e os sistemas de organização social afetam diretamente as condições de vida do homem. Mesmo assim, os gases poluentes emitidos por tal processo eram considerados sinônimo de progresso três décadas atrás. Graças ao movimento ambientalista, esse tipo de progresso foi questionado, cedendo lugar à busca de novos modelos civilizatórios que impliquem uma relação menos predatória do ser humano com o meio ambiente.

Nesse sentido, pode-se citar a crescente força que ganham novos parâmetros de bem-estar e prosperidade de uma nação, como o Índice de Desenvolvimento Humano (IDH). Criado no início da década de 1990 para o Programa das Nações Unidas para o Desenvolvimento (PNUD), o IDH tinha como desafio propor uma nova medida que superasse o Produto Interno Bruto (PIB) e contemplasse outras dimensões da vida e da condição humana. Então esse índice combinou três componentes básicos do desenvolvimento humano: a longevidade (esperança de vida ao nascer), a educação e a renda.

Esse e outros novos parâmetros começam a questionar a hegemonia de índices de crescimento exclusivamente econômicos, como o PIB. Na verdade, o progresso sem limites tem um preço muito alto.

As muitas ecologias

O filósofo, psicanalista e político francês Félix Guattari trouxe para o centro das discussões da questão ambiental o registro de três ecologias – a do meio ambiente, a das relações sociais e a da subjetividade humana:

- A ecologia do meio ambiente é aquela relativa às transformações tecnológicas e econômicas da modernidade relacionadas aos desequilíbrios ecológicos que ameaçam a vida no planeta Terra.
- A ecologia das relações sociais diz respeito à deterioração da qualidade de vida.
- A ecologia da subjetividade humana relaciona-se com os comportamentos que dirigem a vida familiar e doméstica, a vida das relações como um todo. Pela falta de investimento afetivo, esses comportamentos se revelam padronizados e empobrecidos.

Articuladas, essas três ecologias tratam não do meio ambiente, mas do ambiente inteiro, para dentro e para além de nós. Tratam do que é ecológico. Nesse sistema de reciprocidade, a alteração de um único elemento pode trazer transformações para o conjunto, colocando em risco o equilíbrio de tudo ou do "todo". Desastres históricos, contrastes sociais e processo de urbanização desenfreada podem servir para exemplificar essa análise.

Como pensar que uma catástrofe como a da usina de Chernobyl, que ocorreu na extinta União Soviética, em 1986, seria um evento pontual?

Como dimensionar os efeitos desse que foi o maior acidente nuclear da história? A radiação contaminou mais de 200 mil quilômetros quadrados de solo, assim como animais e o meio ambiente de uma vasta extensão da Europa. O total de pessoas mortas em consequência direta e indireta do desastre até hoje é um ponto de discussão. As estimativas variam de 4 mil mortes, para a Organização das Nações Unidas (ONU), até cerca de 100 mil mortes, conforme o Greenpeace, organização não governamental criada em 1971 que atua em questões relacionadas à preservação do meio ambiente e ao desenvolvimento sustentável. Os sobreviventes enfrentam a dura tarefa de literalmente "sobre-viver", ou seja, viver para além das doenças, dos danos, da dor. A radioatividade produzida em Chernobyl representa centenas de vezes mais a que se espalhou pela bomba atômica lançada na cidade de Hiroshima, no Japão, em 1945. Não há como avaliar seus efeitos (irreversíveis) sobre o genoma – conjunto de todos os genes de uma espécie de ser vivo – humano.

No ano de 1987, ocorreu no Brasil aquele que foi descrito como o maior desastre radioativo do planeta fora das usinas nucleares. Em Goiânia, catadores de lixo encontraram e desmantelaram parte de um aparelho de radioterapia contendo uma cápsula de césio-137. Ao verem um pó brilhoso, pensaram ter descoberto a fortuna que os tiraria da miséria. Alegres, passaram o pó no corpo e guardaram em segurança nas suas casas. Quatro pessoas morreram e centenas foram contaminadas pelo elemento químico. Toda a cidade foi atingida pela dor, pelo medo, pela discriminação. As perdas irreparáveis não se restringem a Goiânia. A limpeza da região contaminada resultou em 6 mil toneladas de lixo radioativo que está depositado em Abadia de Goiás. O césio-137 só começa a perder seu potencial de radioatividade em aproximadamente 30 anos, por isso até hoje a região está sendo monitorada pela Comissão Nacional de Energia Nuclear.

Os acidentes em Chernobyl e em Goiânia comprovam que o controle e a avaliação do uso do elemento radioativo, para bens pacíficos ou não, foram negligenciados pelas autoridades dos dois países em nome do desenvolvimento e de interesses individuais.

Dos desastres, passemos aos contrastes sociais. O relatório do Banco Mundial de 2006 confirma um padrão de grande desigualdade social: o consumo de um cidadão de Luxemburgo é 62 vezes maior do que o de um habitante da Nigéria.

O século XX deixou ainda mais marcado o contraste entre as nações: 1 bilhão de pessoas estão na condição de pobreza absoluta. Mais uma vez, o Banco Mundial pode ratificar: o número de pessoas que vivem na pobreza extrema, com renda inferior a 1 dólar por dia, passou de 2,4 bilhões, em 1981, para 2,7 bilhões, em 2001. A ONU defende a erradicação da pobreza por meio da garantia de acesso a serviços públicos de boa qualidade para os excluídos e programas de transferência de renda que venham a obrigar as famílias a manter seus filhos na escola e passar regularmente por exames médicos.

Voltando o foco para a América Latina, podem-se observar o desmatamento e as queimadas como uma ameaça para a Floresta Amazônica. A maior e mais rica floresta tropical do planeta, como apontam os especialistas, está praticamente toda dentro do território brasileiro. Em oposição a essa riqueza de biodiversidade, o país vive um processo de urbanização (in)sustentável. A degradação do ambiente ameaça o solo e os mananciais. Como vivemos hoje em um mundo globalizado, as pressões, internas e externas, vêm de todas as partes.

Pelo mundo afora, fábricas, aeroportos, estradas, desenvolvimento tecnocientífico exigem geração de energia. De onde vem essa energia? O que fazer para proteger os recursos naturais que, como já se sabe, não são inesgotáveis? Como integrar a lógica da natureza e a lógica da sociedade? Progresso e preservação estão em lados opostos? Essas são perguntas que devem ser discutidas por todos nós.

O que há em comum entre Chernobyl, césio-137, Amazônia, exclusão social, agravos à saúde emergentes e reemergentes (Aids, dengue, tuberculose etc.), precarização das relações de trabalho, trabalho infantil, perda de fertilidade dos solos, possibilidade de uma catástrofe climática, violência (objetiva e subjetiva, dos indivíduos e dos coletivos)? Desigualdade, segregação, pobreza, determinação ambiental, o que cada cidadão tem a ver com isso?

A questão, na verdade, é: como separar problemas tão interdependentes? Ou seja, como opor o individual ao coletivo? Como desvincular condições de saúde, ambiente e desenvolvimento? A resposta é: não é possível. Danos humanos, materiais e/ou ambientais – e os consequentes prejuízos econômicos e sociais – geram um efeito em cascata. Essas são esferas do "todo". A defesa da vida requer comprometimento ético, solidariedade. Não é possível simplesmente apagar a violação, a degradação. O impacto depende certamente da dimensão do problema em questão. A relação com o outro nos obriga a assumir responsabilidades do ponto de vista individual e coletivo. Somos responsáveis pelo planeta Terra inteiro.

Na era da comunicação, a civilização vive revoluções de várias ordens, inclusive econômica. A economia muda, pois já não é mais dominada pela escassez ou raridade das matérias-primas. Há um fator novo: o fenômeno do consumo, estimulado pela mídia, que gera necessidades insustentáveis. O maior bem-estar das pessoas não é diretamente proporcional à maior quantidade de bens que elas consomem. No entanto, o atual modelo econômico estimula um consumo crescente e irresponsável de bens materiais, apesar da constatação de que há um limite para esse consumo que, de fato, condena a vida na Terra a uma rápida destruição. Por esse motivo é necessário o estabelecimento de regras de garantia de proteção dos recursos naturais. É necessário um esforço de autolimitação.

É importante associar o entendimento de meio ambiente ao reconhecimento de fatores que produzam real bem-estar, ao desenvolvimento de um espírito de crítica do consumismo e ao senso de responsabilidade e solidariedade no uso dos bens comuns e dos recursos naturais, de modo a respeitar o ambiente e as pessoas de sua comunidade. A responsabilidade e a solidariedade devem se expressar desde a relação entre as pessoas com seu meio até as relações entre povos e nações, passando pelas relações sociais, econômicas e culturais.

É preciso que cada indivíduo coloque em prática esses valores. Fazem parte dos procedimentos "ecologicamente corretos" a manutenção da limpeza do ambiente, assim como formas de evitar o desperdício, a elaboração e participação em campanhas de caráter ambiental e também o uso de serviços correlatos, como o destino do lixo hospitalar.

A sociedade humana só é viável quando o comportamento dos seus membros se baseia na ética, no comprometimento. Sem ética, não é possível a convivência. Sem convivência, sem vida em comum, é inviável a existência de qualquer sociedade humana, quanto mais uma sociedade saudável.

É um equívoco associar qualidade de vida somente a riqueza material. A qualidade de vida do ser humano está diretamente vinculada à qualidade da água que ele bebe, do ar que respira, dos alimentos que consome e ao bem-estar que obtém desse conjunto. Sem isso, de nada adianta toda a riqueza. A dura realidade econômica não justifica a destruição e a poluição, quando se sabe que há processos de produção mais adequados. Também não se justifica que, para poucos acumularem mais riquezas, muitos tenham de se submeter à destruição, ao dano à saúde, à pobreza, à exclusão. De fato, poluição não implica progresso – na verdade, na maior parte das vezes, é sinal de ignorância e descaso. Na lógica inclusiva, o desafio é de ordem ecológica.

Desigualdade social e saúde

As questões de gênero, etnia, origem e idade são constituintes de graves problemas sociais que resultam em pobreza e desigualdade econômica. Historicamente, mulheres, negros, índios, velhos, crianças, deficientes e imigrantes costumam compartilhar desigualdades comuns à carência econômica e à pobreza absoluta em todo o mundo.

O Brasil acumula contrastes marcantes no seu vasto território, sendo considerado um dos países com desigualdades mais destacadas. Além de ser um dos maiores países do mundo em extensão, possui inúmeros recursos naturais de fundamental importância para todo o planeta – desde ecossistemas importantes, como suas florestas tropicais, o pantanal, o cerrado, os mangues e as restingas, até uma grande parte da água doce disponível para o consumo humano. Dono de uma das maiores biodiversidades da Terra, tem ainda uma riqueza cultural vinda da interação entre os diversos grupos étnicos – americanos, africanos, europeus e asiáticos.

No entanto, é preocupante a forma como os recursos naturais e culturais brasileiros vêm sendo tratados. Muitas vezes, para extrair um recurso natural, perde-se outro de maior valor, como é o caso da formação de pastos em certas áreas da Amazônia. Com frequência, também, a extração de determinados bens – minérios, por exemplo – traz lucro apenas para um pequeno grupo de pessoas, que quase sempre não habita a região e leva a riqueza para longe ou até para fora do país, deixando em seu lugar uma devastação que custa caro à saúde da população e aos cofres públicos.

A degradação dos ambientes densamente urbanizados, nos quais se insere a maior parte da população, também é razão para preocupações.

A fome, a miséria, a injustiça social, a violência e a baixa qualidade de vida e saúde são fatores que estão fortemente relacionados ao modelo de desenvolvimento e às suas implicações socioambientais. A miséria urbana, segundo o Banco Mundial, provavelmente já é o mais explosivo problema político e econômico do século XXI. A emergência de megalópoles, cidades com mais de 10 milhões de habitantes, é a tendência típica das nações em desenvolvimento, nas quais mais de 50% da população não tem acesso à água tratada ou ao sistema de coleta de esgotos. No início do século XXI, 20 dos 25 maiores centros urbanos já estavam concentrados nas regiões mais pobres do planeta. Atualmente, 25% da população urbana dos países em desenvolvimento vive em condições de pobreza absoluta e exclusão social, e não há indicadores de melhora.

O Brasil chegou ao século XXI com sérios problemas sociais, que se refletem diretamente sobre a saúde pública, destacando-se o êxodo rural, o desemprego, a precária educação e uma grande (e excludente) concentração de renda. Segundo o Instituto Brasileiro de Geografia e Estatística (IBGE), apenas 1% da população detém riqueza superior àquela dos 50% brasileiros mais pobres, ou seja, menos de 2 milhões de pessoas possuem mais que a soma dos bens de 83 milhões de brasileiros. Acrescentam-se a isso políticas públicas pontuais, por vezes populistas e de caráter pouco efetivo.

As doenças infecciosas (ou transmissíveis) não têm a mesma importância que tiveram no passado, quando chegavam a provocar a morte de populações inteiras. Os avanços relacionados à melhoria das condições de moradia, do estado nutricional, dos níveis de instrução, do abastecimento de água e do saneamento, em conjunto com medidas de proteção e controle – como a vacinação e o uso de antibióticos –, foram decisivos na mudança observada. No entanto, a prevenção das doenças infecciosas não pode ser deixada de lado.

As causas infectoparasitárias marcam um padrão relacionado à pobreza e ao subdesenvolvimento, uma vez que, além de serem consideradas evitáveis, estão relacionadas às condições de saneamento e ao adensamento populacional. Quanto às doenças crônicas, as causas externas – caracterizadas pelas diversas formas de acidente e violência – e as doenças mentais definem um padrão de "modernidade" intimamente relacionado à urbanização, à industrialização e à expansão capitalista.

No Brasil há o pior dos dois mundos, a simultaneidade dos dois padrões. No caso específico das doenças infecciosas, observam-se a manutenção de velhos males – tuberculose e hanseníase, por exemplo –, que continuam a fazer parte do quadro de saúde; o reaparecimento de algumas doenças infecciosas e parasitárias que já estavam sob controle (como dengue e cólera); e o surgimento de novas situações epidêmicas, como a Aids.

A verba do orçamento destinado à saúde no Brasil é de cerca de 100 dólares *per capita*/ano, enquanto nos Estados Unidos, por exemplo, são destinados quase 3 mil dólares por habitante/ano. Recursos escassos podem afetar drasticamente o sucesso de estratégias sabidamente bem-sucedidas, como é o caso do combate à dengue. Mas vale ressaltar que, diferentemente do modelo de saúde americano, o sistema de saúde brasileiro é gratuito e universal, ou seja, prevê o atendimento a toda a população.

Atualmente, grande parte dos ambientalistas concorda em relação à necessidade de se construir uma sociedade mais sustentável, socialmente justa e ecologicamente equilibrada. Isso significa que defender o meio ambiente hoje é preocupar-se com a melhoria das condições econômicas, especialmente dos que se encontram em situação de pobreza ou miséria. O crescimento econômico deve ser também subordinado a uma exploração racional e responsável dos recursos naturais, de forma a não inviabilizar a vida das gerações futuras.

Todo cidadão tem o direito de viver em ambiente saudável e agradável, respirar ar de boa qualidade, beber água pura, passear em lugares com paisagens notáveis e apreciar monumentos naturais e culturais, por exemplo. Defender esses direitos é um dever de cidadania, e não uma questão de privilégio.

Capítulo 2

O EQUILÍBRIO ENTRE O SER HUMANO E A NATUREZA

O termo proteção ambiental é amplamente utilizado para definir as formas cuidadosas de lidar com o meio ambiente e engloba conceitos como conservação, preservação, recuperação e reabilitação. Em oposição a proteção ambiental emprega-se especialmente a expressão degradação ambiental, que significa uma ou mais formas de destruição, poluição ou contaminação do meio ambiente.

Proteção x degradação

Por preservação ambiental, conceito dos mais difundidos, entende-se a ação de proteger, contra a destruição e qualquer forma de dano ou degradação, uma área geográfica ou espécies animais e vegetais ameaçadas de extinção, adotando-se as medidas preventivas legalmente necessárias e as medidas de vigilância adequadas. No Brasil há várias leis estabelecendo Áreas de Proteção Ambiental (APAs), que são espaços do território, assim definidos e delimitados pelo poder público – União, Estado ou Município –, cuja proteção se faz necessária para garantir o bem-estar das populações presentes e futuras, assim como o equilíbrio ecológico da região. Também o Código Florestal estabelece áreas de preservação permanente ao longo dos cursos de água (margens de rios, lagos, nascentes e mananciais em geral), as quais ficam impedidas de qualquer uso.

A Constituição brasileira (art. 225, parágrafo 4º) impõe a preservação do meio ambiente da Serra do Mar, da Floresta Amazônica, da Mata Atlântica, do Pantanal Mato-Grossense e da zona costeira. Dentre as áreas de preservação, a vegetação que se localiza nas margens dos rios e mananciais, denominada mata ciliar, é especialmente importante para garantir a quantidade das águas, prevenindo assoreamento e contaminação. O termo refere-se ao fato de ela poder ser comparada a "cílios", que protegem os cursos de água.

O conceito de conservação ambiental diz respeito à utilização racional de um recurso qualquer de modo a permitir a obtenção de determinado rendimento, garantindo-se, entretanto, a renovação do recurso ou sua autossustentação. A ação de conservar prevê que o meio ambiente seja utilizado de modo apropriado, dentro dos limites capazes de manter sua qualidade e seu equilíbrio em níveis aceitáveis.

Já a degradação ambiental é o termo utilizado para definir tudo que põe em risco a saúde do planeta e de seus habitantes. Serve para qualificar as alterações e os desequilíbrios provocados no meio ambiente que prejudiquem os seres vivos ou impeçam os processos vitais que ali existiam antes dos danos. Embora os desequilíbrios no meio ambiente possam ser causados por efeitos naturais, a forma de degradação que mais preocupa governos e sociedades é aquela causada pela ação humana. Esta, em geral, tem impactos negativos sobre os recursos naturais e a saúde das pessoas. O ar, as águas, o solo e o meio sociocultural são afetados. Algumas das formas mais conhecidas de degradação ambiental proveniente da ação humana são a desestruturação física do solo (erosão), a poluição e a contaminação do ambiente.

RECUPERAR OU REABILITAR?

A recuperação ambiental implica o restabelecimento das características do ambiente original de determinada área degradada. Isso nem sempre é viável e, às vezes, pode não ser necessário, recomendando-se então a reabilitação da área em questão, a fim de que ela se torne novamente habilitada para diversas funções, como a cobertura por vegetação nativa local, ou destinada a novos usos, semelhantes ou diferentes do uso anterior à degradação. Por lei, o investimento necessário à recuperação ou à reabilitação deve ser assumido pelo agente da degradação.

Utilização sustentável dos recursos disponíveis

Do confronto inevitável entre o modelo de desenvolvimento econômico vigente – que valoriza o aumento da riqueza de poucos em detrimento da conservação dos recursos naturais – e a necessidade vital de conservação do meio ambiente emergem questões essenciais: como promover o desenvolvimento das nações de forma a gerar crescimento econômico, mas sem ameaçar os recursos naturais? Como manter uma convivência pacífica entre a lógica da vida e a lógica do mercado e do poder tecnológico?

As tentativas de respostas abrem uma discussão que está longe de chegar a um consenso. E surgem mais questionamentos: será necessário impor limites ao crescimento? Será possível viabilizar o desenvolvimento sem aumentar a destruição? Sem dúvida. Os recursos naturais podem ser explorados de forma racional e não predatória. Contudo, é fundamental que a sociedade imponha suas regras ao crescimento, à exploração e à distribuição desses recursos de modo a garantir as condições da vida no planeta.

Em entrevista à revista *Senac & Educação Ambiental* em 2007, o ambientalista mexicano Enrique Leff, ao discutir os limites de um progresso que reduz e explora a natureza, fala de "um mundo onde caibam muitos mundos". Na prática, é necessário regular o que cabe em "um mundo" e não inviabiliza a manutenção da vida no(s) outro(s). Acordos, convenções e legislação têm papel fundamental no processo de impor limites. Valores ambientais devem estar expressos nas leis vigentes, regulando o manejo do lixo, o uso e o destino final dos dejetos industriais, assim como tudo que ameace uma apropriação sustentável da natureza.

Acordos assinados por grande parte dos países do mundo, incluindo o Brasil, expressam a necessidade de melhorar o acesso da população aos bens econômicos e culturais que confiram desenvolvimento humano e qualidade de vida, desde que sejam respeitados os conceitos de desenvolvimento e sociedade sustentáveis.

Nas propostas apresentadas pelo Programa das Nações Unidas para o Meio Ambiente, emprega-se o termo desenvolvimento sustentável como equivalente a "melhorar a qualidade da vida humana dentro dos limites da capacidade de suporte dos ecossistemas". Isso significa fazer uso dos recursos renováveis de forma adequada e em quantidades compatíveis com sua capacidade de renovação.

Contudo, não é possível garantir que uma atividade sustentável se mantenha como tal indefinidamente. A sustentabilidade não pode ser garantida no longo prazo porque muitos fatores, desconhecidos ou imprevisíveis, podem interferir nesse processo. Diante disso, propõe-se que as ações humanas ocorram dentro de técnicas e princípios conhecidos de conservação e que seus efeitos sejam estudados.

Uma sociedade sustentável é aquela que vive em harmonia com os seguintes princípios:

- **Respeitar e cuidar da comunidade dos seres vivos –** princípio ético que reflete o dever de nos preocuparmos com as outras pessoas e outras formas de vida, agora e no futuro.
- **Melhorar a qualidade da vida humana –** é o verdadeiro objetivo do desenvolvimento, ao qual o crescimento econômico deve estar sujeito: permitir aos seres humanos perceber seu potencial, obter autoconfiança e uma vida plena de dignidade e satisfação.
- **Conservar a vitalidade e a diversidade da Terra –** propõe que o desenvolvimento deve ser tal que garanta a proteção da estrutura, das funções e da diversidade dos sistemas naturais do planeta, dos quais temos absoluta dependência.
- **Minimizar o esgotamento de recursos não renováveis –** considera que recursos como minérios, petróleo, gás e carvão mineral

não podem ser usados de maneira "sustentável" porque não são renováveis. No entanto, podem ser retirados de modo a reduzir perdas e principalmente minimizar o impacto ambiental. Devem ser usados de forma a ter sua vida prolongada, o que pode ser feito com a conciliação de estratégias como reciclagem e a substituição por recursos renováveis sempre que possível.

- **Permanecer nos limites da capacidade de suporte do planeta** – embora ainda não haja uma definição exata dos limites para os impactos que os ecossistemas e a biosfera, como um todo, podem suportar, deve-se considerar que eles existem e evitar uma destruição arriscada. Isso varia de região para região. Poucas pessoas consumindo muito podem causar tanta destruição quanto muitas pessoas consumindo pouco. Portanto, devem ser adotadas políticas que desenvolvam técnicas adequadas e tragam equilíbrio entre a capacidade da natureza e as necessidades de uso pelos indivíduos.
- **Modificar atitudes e práticas pessoais** – considera que viver sustentavelmente exige que cada indivíduo reexamine seus valores e comportamentos. A sociedade deve se comprometer com atitudes que apoiem uma nova ética e desfavoreçam aquelas que não respeitem valores de conservação do ambiente.
- **Estabelecer mecanismos de gestão participativa para que as comunidades cuidem de seu próprio ambiente** – é um princípio de estímulo e conscientização, considerando-se que é nas comunidades que os indivíduos desenvolvem a maioria das atividades produtivas e criativas.
- **Constituir uma aliança global** – leva em conta que a sustentabilidade do planeta depende da confluência das ações de todos os países, de todos os povos, e que as grandes desigualdades entre ricos e pobres são prejudiciais a todos.

Um dos valores reconhecidos como essenciais para a sustentabilidade da vida na Terra é a conservação da diversidade biológica (biodiversidade). Os seres vivos evoluíram por milhões de anos, num equilíbrio químico e climático que permitiu o aparecimento das espécies atuais, entre elas a espécie humana.

Pouco se pode dizer sobre o papel de cada espécie e de cada ecossistema na manutenção do equilíbrio que viabiliza a sobrevivência. Mas sabe-se que todas as espécies são componentes do sistema de sustentação da vida e que a conservação da biodiversidade é indispensável para a qualidade da mesma. A diversidade biológica é ainda fonte inesgotável de pesquisa. Animais e plantas compõem um grande laboratório natural, do qual será sempre possível extrair conhecimento e fazer descobertas de grande valor para a saúde e para a vida.

Acumulação como fator de desequilíbrio da natureza

À medida que a humanidade aumenta sua capacidade de intervir na natureza para satisfação de necessidades e desejos crescentes, surgem tensões e conflitos quanto ao uso do espaço e dos recursos.

Nos últimos séculos, um modelo de civilização se impôs, trazendo a industrialização como forma de produção e organização do trabalho, a mecanização da agricultura – que inclui o uso intenso de agrotóxicos – e a urbanização, um processo de concentração populacional nas cidades.

A tecnologia empregada evoluiu rapidamente, trazendo consequências indesejáveis e que se agravam com igual velocidade. A exploração dos recursos naturais se intensificou. Recursos não renováveis, como o petróleo, já ameaçam escassear. De onde se retiravam algumas árvores, agora se retiram centenas. Onde moravam algumas famílias, consumindo alguma água e produzindo poucos detritos, agora moram milhões, exigindo imensos mananciais e gerando milhares de toneladas de lixo por dia. Essas diferenças são determinantes para a degradação do meio onde se insere o homem. Sistemas inteiros de vida vegetal e animal são tirados de seu equilíbrio. E a riqueza gerada em um modelo econômico que propicia a concentração da renda não impede o crescimento da miséria e da fome. Entre as consequências indesejáveis desse tipo de ação humana estão o esgotamento do solo, a contaminação da água e a crescente violência nos centros urbanos.

Após a Segunda Guerra Mundial, principalmente a partir da década de 1960, intensificou-se a percepção de que a humanidade poderia caminhar aceleradamente para o esgotamento ou a inviabilidade de recursos indispensáveis à sua própria sobrevivência e de que algo deveria ser feito para alterar as formas de ocupação do planeta estabelecidas pela cultura dominante. Esse inconformismo gerou o movimento de defesa do meio ambiente, que luta para diminuir o acelerado ritmo de destruição dos recursos naturais e busca alternativas capazes de conciliar, na prática, a conservação da natureza com a qualidade de vida das populações.

Estudos ecológicos revelam que a destruição – e até a simples alteração – de um único elemento em um ecossistema pode ser nociva e mesmo fatal para o sistema como um todo. Grandes extensões de monocultura, por exemplo, podem determinar a extinção regional de algumas espécies e a proliferação de outras. Vegetais e animais favorecidos pelo plantio, ou cujos predadores foram exterminados, se reproduzem de modo desequilibrado, prejudicando a plantação. É assim que passam a ser considerados praga. A indústria química, então, oferece como solução o uso de praguicidas, que exterminam o problema mas frequentemente também envenenam as plantas, o solo, a água e o homem. Problemas como esse vêm confirmar a hipótese de que pode haver riscos sérios em se manter um alto ritmo de ocupação, invadindo e destruindo a natureza sem conhecimento das implicações que isso traria para a vida no planeta.

Portanto, a questão ambiental abrange um conjunto de fatores relativos não só à proteção da vida no planeta, mas também à melhoria do meio ambiente e da qualidade de vida das comunidades. Estamos diante de um impasse relacionado ao atual modelo de civilização. Aquilo a que assistimos no início do século XXI não é apenas uma crise ambiental, mas uma crise relacionada à ocupação, em que a superação dos problemas exige mudanças profundas na concepção de mundo, de natureza, de poder, de bem-estar, tendo por base novos valores individuais e sociais. Faz parte dessa nova visão de mundo a percepção de que o homem não é o centro das relações na natureza, mas parte integrante delas. Seu comportamento deve resgatar a noção da sacralidade da natureza, respeitada e celebrada por diversas culturas tradicionais, antigas e contemporâneas.

A questão ambiental compõe a lista dos temas de relevância internacional. Assim, os recursos naturais e o próprio meio ambiente deveriam constituir uma prioridade no planejamento político e econômico dos governos, passando a ser vistos como fatores estratégicos. A desigualdade econômica entre grupos sociais e entre países cria formas importantes de pressão sobre as políticas econômicas e ambientais, ou seja, os mais ricos têm maiores chances de fazer valer seus interesses. Além disso, o poder que as grandes multinacionais detêm as torna capazes de influenciar fortemente as decisões ambientais que governos e comunidades devem tomar, especialmente quando envolvem o uso dos recursos naturais.

A interdependência mundial se dá também sob o ponto de vista ecológico. A ação de um país pode ultrapassar suas fronteiras e afetar amplas regiões. É o que acontece, por exemplo, com as armas atômicas. Se um país resolve fazer um experimento atômico, o mundo todo sofre, em menor ou maior grau, as consequências dessa ação. Um desastre em uma usina atômica contamina, no primeiro momento, apenas o que está mais próximo. Em um segundo momento, pelas correntes de água, pelos ventos e pelas teias alimentares, a contaminação pode chegar a qualquer parte do mundo.

Com a constatação dessa inevitável interferência que uma nação exerce sobre outra, por meio das ações relacionadas ao meio ambiente, a questão ambiental adquire um caráter mundial. Ao lado da chamada globalização econômica, assiste-se atualmente à globalização dos problemas ambientais, que obriga os países a negociarem e legislarem de forma que os direitos e os interesses de cada nação sejam limitados em função do interesse maior da humanidade e do planeta. A ética entre as nações e os povos deve incorporar novas exigências baseadas em uma percepção de mundo em que as ações sejam consideradas em suas consequências mais amplas. Não são só o crime e a guerra que ameaçam a vida, mas também a forma como se geram, se distribuem e se usam os recursos da natureza.

Responsabilidade individual e do poder público

O conceito de saúde está intimamente ligado ao conceito de ambiente. Cada indivíduo é um organismo integrado com o meio em que vive, e cada parte do corpo representa em si um sistema vivo, complexo, que, ainda assim, não pode ser separado do funcionamento da mente e do organismo como um todo. Dessa forma, nem sempre um problema relacionado ao mau funcionamento do corpo pode ser solucionado com o reparo ou a substituição de suas "peças". O equilíbrio do organismo depende da interação de quatro elementos – ambiente, estilo de vida, biologia humana e sistema/serviços de saúde:

Figura 1

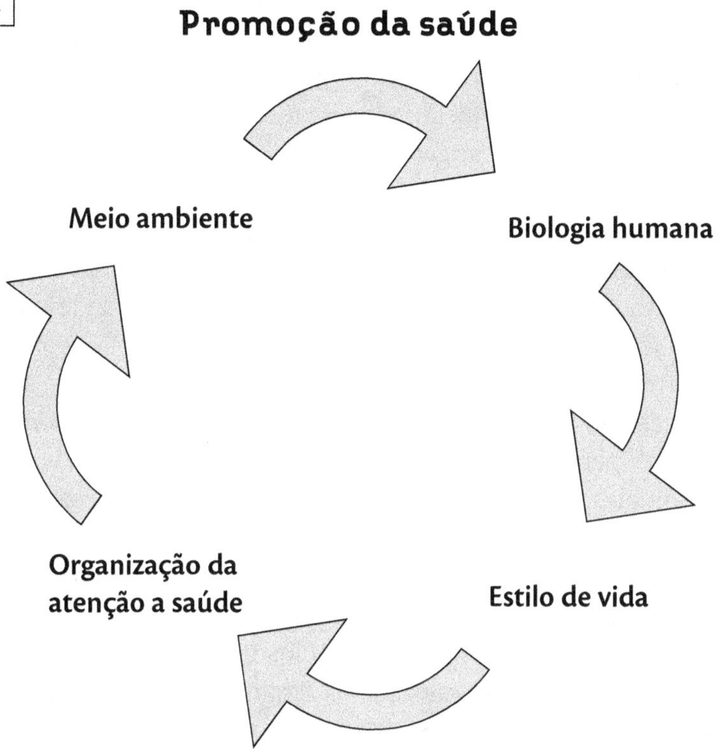

Promoção da saúde

Meio ambiente

Biologia humana

Organização da atenção a saúde

Estilo de vida

- O ambiente, em suas dimensões física, social, cultural e econômica, abrange os fatores externos ao organismo. Cabe lembrar que o corpo opera inúmeros processos complexos de intercâmbio com o ambiente.
- O estilo de vida diz respeito ao modo como cada indivíduo vive, às escolhas que ele faz dentro do contexto em que está inserido. A cultura da região onde se mora, os hábitos adquiridos no ambiente familiar e social, assim como o conhecimento acumulado ao longo do tempo, definem o estilo de vida de cada um.
- A biologia humana está relacionada a tudo que se manifesta como consequência da constituição orgânica individual, incluindo a herança genética.
- Os sistemas/serviços de saúde compreendem a quantidade, a qualidade e a disponibilidade dos recursos destinados aos cuidados com a saúde.

Definir o que é saúde, portanto, não é simples, já que o conceito se desdobra em vários componentes. De qualquer modo, o importante é saber e reconhecer sua abrangência e complexidade.

Na 8ª Conferência Nacional de Saúde, realizada em 1986, foi estabelecido um conceito abrangente para saúde: resulta das condições de alimentação, habitação, educação, renda, meio ambiente, trabalho, transporte, emprego, lazer, liberdade, acesso e posse da terra e acesso aos serviços de saúde. Antes de tudo, é o resultado das formas de organização social da produção, que podem gerar grandes desigualdades nos níveis de vida.

Segundo a Organização Mundial da Saúde (OMS), saúde é um completo estado de bem-estar físico, mental e social, e não meramente a ausência de doença. Esse conceito representa a possibilidade de se pensar a saúde sob outros aspectos além do biológico. Apresenta saúde como algo muito amplo, porém pouco concreto.

A 30ª Assembleia Mundial de Saúde, realizada em 1977 pela OMS, definiu que até o ano 2000 seria atingida a meta *saúde para todos* os cidadãos do mundo. O objetivo audacioso refletia a certeza existente na época de que seria possível alcançá-lo. Tratava-se de um desafio que trazia um importante princípio para dentro do conceito de saúde: a equidade, que se coloca a favor da justiça social, do direito inequívoco de cada pessoa de ter acesso aos serviços essenciais para o cuidado da saúde.

Na opinião de alguns pesquisadores, o princípio da equidade é inatingível em um mundo tão desigual, porém outros entendem que, ao buscar o respeito a esse princípio, o mundo está caminhando para a justiça social. Então, corrigir as injustiças representadas pelas iniquidades ou condições inadequadas de saúde entre os que estão em desvantagem significa ter equidade. Mas qual o significado de iniquidade? Para a professora Margaret Whitehead, da Divisão de Saúde Pública da Universidade de Liverpool, na Inglaterra, todas as diferenças desnecessárias, evitáveis e injustas podem ser consideradas iníquas. Dessa forma, quanto menos iniquidade houver no sistema de saúde, mais equânime, mais justo, ele fica.

Oito elementos essenciais seriam necessários para alcançar a meta *saúde para todos*:

- Educação em saúde visando à resolução de problemas de saúde, à sua prevenção e ao controle destes.
- Promoção do suprimento de alimentos e nutrição adequada.
- Abastecimento de água e saneamento básico apropriados.
- Atenção materno-infantil, incluindo planejamento familiar.
- Imunizações contra as principais doenças infecciosas.
- Prevenção e controle de doenças endêmicas.
- Tratamento apropriado das doenças comuns e dos acidentes.
- Distribuição de medicamentos básicos.

O ano 2000 ficou para trás e ainda estamos longe de alcançar a meta relacionada ao princípio de equidade na saúde. Cerca de 18 milhões de pessoas morrem todos os anos de doenças transmissíveis. Mais de 30 mil crianças morrem diariamente, principalmente em razão de causas evitáveis. Cerca de 100 milhões de crianças vivem ou trabalham nas ruas.

Consideradas "velhos males", as doenças transmissíveis voltam a estar no centro das discussões que dizem respeito aos problemas prioritários de saúde. Apesar da expressiva redução do número de casos de doenças infecciosas ao longo dos últimos 30 anos, há no Brasil a permanência de um conjunto de obstáculos responsáveis por um alto custo social e econômico, que inclui a progressão da tuberculose, a difusão da epidemia de Aids, o retorno da dengue na década de 1980 e sua posterior endemização, o risco dos surtos da forma hemorrágica da dengue, o reaparecimento do cólera e da febre amarela urbana, bem como a falta de controle sobre a esquistossomose mansônica.

O crescimento das cidades, a grande mobilidade das pessoas, as habitações precárias, a aglomeração nos domicílios e as más condições de trabalho são fatores que favorecem a transmissão de doenças. A desigualdade entre classes, entre países, entre serviços de saúde (e sua resolubilidade) só agrava o problema e torna ainda mais vulneráveis alguns grupos da população.

O termo endemia se refere a doenças que "residem" na comunidade. Logo, representa o grupo de doenças transmissíveis habitualmente presente em uma população definida.

Já epidemia diz respeito a doenças que "visitam" a comunidade e se caracteriza pela elevação do número de casos de uma doença em determinado lugar e período de tempo. Trata-se de um aumento brusco e temporário, caracterizado por um excesso em relação à frequência esperada. Surto é uma epidemia de caráter restrito (um quartel, um asilo, um bairro). Pandemia é uma epidemia que atinge vários países.

O desequilíbrio da natureza é, sem dúvida, outro importante determinante no adoecimento das populações. As pessoas estão, por exemplo, derrubando matas e ocupando áreas onde viviam insetos e outros animais – ações que certamente têm efeitos sobre a saúde. Por isso se faz necessária a compreensão de que os processos na natureza não são estanques, eles se inter-relacionam e obedecem a ciclos de renovação, desde que não sofram interferências externas suficientes para interrompê-los.

A água, indispensável à vida, é um recurso cujo ciclo natural de renovação vem sofrendo processos de degradação irreversíveis, e a consequência disso é a escassez. Estimativas do Relatório de Desenvolvimento Humano (RDH) de 2006, divulgado pelo PNUD, apontam que há 1,1 bilhão de pessoas sem acesso a água potável e que, dessas, quase duas em cada três vivem com menos de 2 dólares por dia. Outra constatação importante é que quase 2 milhões de crianças morrem anualmente por falta de um copo de água limpa e banheiro em casa. Fora dos domicílios, a disputa pela água para produção fica cada vez mais acirrada, prejudicando os menos favorecidos das áreas rurais e o meio ambiente como um todo.

Esse relatório faz ainda algumas comparações importantes: no Reino Unido, cada cidadão gasta em média, diariamente, cerca de 50 litros de água só em descarga de vasos sanitários, enquanto na maior parte da zona rural da África subsaariana as pessoas não têm acesso a uma fonte de água potável; nos Estados Unidos, usa-se mais água em um banho de cinco minutos do que gasta em um dia inteiro um morador de favela em um país em desenvolvimento.

Somente a escassez não explica esse grave problema. No centro da questão estão a pobreza, a desigualdade, o poder de poucos em detrimento da saúde de milhões. Evidentemente, não se trata apenas de redução no uso excessivo de água por um grupo, mas sim de uma mudança mais abrangente na administração e utilização dos recursos hídricos por todas as nações e todos os povos. A possibilidade de escassez de água no estado do Amazonas, onde ficam os imensos rios Amazonas e Negro, é um exemplo da questão.

Outro ciclo a ser evidenciado é o da matéria orgânica. Ele permite a compreensão de como os seres vivos transitam do nascimento à morte, transformando-se e dando sequência à teia da vida. O lixo, importante arsenal de matéria a ser aproveitado como composto orgânico ou reciclado, faz parte desse ciclo.

O ser humano é o grande responsável pela degradação dos ecossistemas, ocupando-os desordenadamente e criando condições adversas à sua própria sobrevivência, seja pela devastação ou pela poluição da natureza.

Ambientes poluídos

Para a Fundação Estadual de Engenharia do Meio Ambiente (Feema), poluição é a "introdução no meio ambiente de elementos tais como organismos patogênicos, substâncias tóxicas ou radioativas, em concentrações nocivas à saúde humana". A contaminação, considerada muitas vezes sinônimo de poluição, tem quase sempre influência direta sobre a saúde humana.

A poluição primária é consequência das ações fundamentais de sobrevivência do indivíduo ou de seu grupo familiar em sociedade. Nessa categoria estão incluídos:

- **O esgoto domiciliar** – quase sempre lançado in natura no ambiente, poluindo e contaminando o solo e, principalmente, os mananciais com matéria orgânica, bactérias, ovos de helmintos e oocistos de protozoários.
- **O lixo** – cujo aglomerado se traduz na imagem aterradora dos "lixões" a céu aberto, caracterizando o perfil de uma paisagem degradada. A situação é ainda mais grave quando os resíduos são lançados nos cursos de água e nos terrenos baldios, favorecendo a proliferação de animais nocivos, como roedores, baratas, mosquitos, moscas etc.

- **O uso de equipamentos poluidores** – os veículos motorizados, por exemplo, são responsáveis por grande parte da poluição do ar, tanto pela concentração de partículas e de monóxido de carbono lançados na atmosfera como pela intensidade do ruído produzido.
- **O lazer predatório** – descuidadamente, algumas pessoas vão poluindo o ambiente por onde passam. Praias, parques e campos para piqueniques após os fins de semana, quando são transformados em verdadeiros "lixões coletivos", ilustram bem essa situação.

A poluição secundária é traduzida pelas agressões ao ambiente exercidas em nome do desenvolvimento. Destacam-se: o desmatamento indiscriminado, as queimadas, o uso abusivo e desordenado de pesticidas e o uso excessivo de veículos.

Há ainda a poluição terciária, caracterizada pela atividade industrial, indispensável ao progresso da humanidade, mas nem sempre realizada com os cuidados necessários à preservação ambiental. Nessa categoria está incluída a poluição irreversível do ar, da água e das áreas verdes, tornando ecossistemas inteiros incompatíveis com a vida humana e a de outros animais. Os lixos químico e radioativo, por exemplo, constituem grave ameaça ao meio ambiente e à humanidade.

Ambientes adoecidos

Nos últimos anos, têm sido descobertas diversas novas doenças, algumas muito graves e de difícil controle. Desde a descoberta do vírus da imunodeficiência humana (HIV), no início da década de 1980, mais de duas dezenas de patógenos foram descritos e relacionados a diversas novas doenças. Estas vão se somar a outras já existentes, cuja incidência tem aumentado, e, entre os novos agentes microbianos, encontram-se diversos vírus para os quais o arsenal terapêutico disponível é muito precário.

A definição de doença emergente proposta pelos Centros de Controle e Prevenção de Doenças (CDCs) dos Estados Unidos engloba tanto as doenças infecciosas de descoberta recente como aquelas cuja incidência tende a aumentar no futuro: "doenças causadas por micróbios que já se sabia serem patogênicos, mas com padrão diferente de doença (aumento de incidência, processo patogênico inusitado), ou que foram reconhecidos como patógenos novos para o ser humano".

A situação atual tem características peculiares, como o aumento da população mundial (atualmente estimada em aproximadamente 6,5 bilhões de pessoas) e a grande movimentação das populações, seja espontaneamente (viagens de lazer ou negócios) ou de forma induzida (guerras, secas e outros desastres ambientais).

Outros fatores preocupantes são o aumento das doenças pela maior exposição de grupos específicos a situações de risco, como institucionalizados (prisões, asilos para idosos, orfanatos, migrantes, escolas) e populações de rua e em condições precárias de moradia; as mudanças ecológicas intensas e rápidas, relacionadas ao desenvolvimento econômico e industrial; a diminuição do suporte social pelo aumento do desemprego e pela urbanização desorganizada. O combate às enfermidades com a utilização intensa de antimicrobianos, por sua vez, favorece o aumento da ocorrência das doenças emergentes, porque facilita o aparecimento de cepas resistentes, em razão da falta de continuidade nos tratamentos. É fato conhecido que os agentes das doenças transmissíveis são parte do nosso hábitat, sendo pouco provável sua completa eliminação. As complexas relações ecológicas (hospedeiro–meio ambiente–parasitas) ainda não estão inteiramente elucidadas, sendo desnecessário enfatizar a importância da manutenção desse equilíbrio para o próprio equilíbrio da vida.

Por outro lado, o conhecimento técnico acumulado nas últimas décadas já demonstrou a estreita relação entre melhoria das condições sanitárias básicas (disponibilidade de água tratada e esgotamento sanitário) e diminuição da incidência das doenças infecciosas e parasitárias. No entanto, pode-se abrir um parêntese nessa análise com o exemplo da doença de Chagas: apesar da significativa diminuição de novos casos, que ocorreu principalmente em razão da dedetização, não houve melhoria significativa nas condições básicas para seu efetivo controle (melhor habitação, educação sanitária, emprego digno etc.).

Vários fatores contribuem para o reaparecimento de doenças, mas o descuido do governo pode tornar mais dramático esse retorno. O abandono das medidas de prevenção e controle, em geral decorrente da limitação de investimentos públicos em serviços e infraestrutura de saneamento, facilita o ressurgimento das epidemias.

Profundas transformações decorrem de um modelo de desenvolvimento que envolve alto custo social, principalmente para os países subdesenvolvidos. A eficiência a todo custo, a concentração da riqueza e o enfraquecimento das políticas públicas sociais têm contribuído para transformar a noção de nação em um grande mercado global, no qual as políticas e as ações são decididas pelos chamados países "centrais".

Para que se possam controlar as doenças existentes e as emergentes atuais, são necessárias a eliminação da pobreza e a acentuação da ética. Este último fator se relaciona com a correta utilização dos recursos públicos e a priorização de aplicação dos mesmos em atividades que beneficiem a maioria da população, principalmente nas áreas de educação, saúde pública e saneamento.

Tomando novamente por base o RDH de 2006, tem-se que cerca de 2,6 bilhões de habitantes moram em domicílio sem esgoto – e, entre eles, 660 milhões sobrevivem com menos de 2 dólares por dia. Segundo esse mesmo relatório, água limpa e saneamento estão entre os mais eficientes remédios preventivos para reduzir a mortalidade infantil. A falta de acesso à água e ao saneamento mata uma criança a cada 19 segundos, em decorrência de diarreia. "A crise da água e do saneamento é, acima de tudo, uma crise dos pobres", resume o relatório.

Ambientes saudáveis

Um importante passo na discussão da saúde como bem e como direito foi dado em 1986, na Primeira Conferência Internacional sobre a Promoção da Saúde, em Ottawa, no Canadá. O evento revigorou o debate na área, com o compromisso de "saúde não para uns, mas para todos", e protocolou a Carta de Ottawa, documento que enfatiza a necessidade da redução das iniquidades, das grandes diferenças relacionadas ao estado de saúde da população e a importância de que seja assegurado a toda a população "desenvolver ao máximo sua saúde potencial". Cinco estratégias são definidas na Carta de Ottawa e resumem as diretrizes da promoção da saúde:

1. Elaboração e implementação de políticas saudáveis: a saúde tem de constar da ordem do dia dos responsáveis pela elaboração dos programas políticos, em todos os setores e em todos os níveis, para que eles tenham consciência de que suas decisões podem afetar a saúde e para que assumam a responsabilidade sobre suas ações.
2. Criação de ambientes favoráveis: o apoio recíproco deve ser o princípio a orientar as comunidades, as nações e o mundo, pois a conservação dos recursos naturais do mundo todo é uma responsabilidade mundial.
3. Reforço da ação comunitária: é pela participação efetiva de cada indivíduo que devem ser estabelecidas as prioridades relacionadas à melhoria do nível de saúde. A comunidade é a força motriz, e cabe a cada um deter a posse e o controle sobre seu destino.
4. Desenvolvimento de aptidões pessoais: a população deve exercer maior controle sobre sua própria saúde e sobre o meio ambiente para optar pelo que propicie a saúde. Escolas, lares, lugares de trabalho e ambiente comunitário têm papel fundamental de auxílio à população nesse sentido.
5. Reorganização dos serviços sanitários: indivíduos, grupos comunitários, profissionais de saúde, serviços de saúde e governos são responsáveis, devendo, portanto, trabalhar juntos para conseguir um sistema de proteção à saúde.

A promoção da saúde busca construir ambientes saudáveis porque todos os ambientes dizem respeito a ela: a casa, a escola, o local de trabalho, os hospitais, os parques, as florestas, os mares, os rios, enfim, a Terra – o "todo". Esse esforço é fundamental porque muitas vezes vive-se e se trabalha em condições extremamente adversas, insalubres. Violência nos bairros, nas escolas, nas relações, assim como o desrespeito (pelo que é nosso e pelo que é do grupo), a falta de participação, a ausência de diálogo, a apatia são também condições insalubres, que afetam duramente nossa saúde física, mental, social e espiritual.

Cuidar e ser cuidado é parte indissociável do bem-estar. O ser humano deve cuidar do ambiente em que vive e das suas relações com o mesmo zelo com que cuida do próprio corpo. Parte da solução para alguns dos problemas que afetam todos, direta ou indiretamente, como violência, desvalorização e descaso com as instituições (escolas, hospitais, praças, museus), depende de cada um também. E o que temos feito de nossas responsabilidades individuais e coletivas?

O homem é um elemento a mais envolvido na questão ambiental, mas tem a extraordinária capacidade de atuar sobre o meio e modificá-lo – mesmo quando isso lhe traz prejuízos. Quando se fala em ambiente, a tendência é pensar nos inúmeros problemas que o mundo atual enfrenta com relação à questão ambiental. Lixo, poluição, desmatamentos, espécies em extinção e testes nucleares são exemplos de situações lembradas. No entanto, para que se possa compreender a gravidade desses problemas e, posteriormente, desenvolver valores e atitudes de respeito ao ambiente em seu conjunto, é necessário conhecer o que se precisa conservar.

O que mais mobiliza tanto as crianças quanto os adultos a respeitarem e conservarem o meio ambiente é o conhecimento das características da natureza. É perceber quão interessante e rica ela é, podendo ser ao mesmo tempo muito forte e muito frágil. É saber-se parte dela, como os demais seres habitantes da Terra, conscientizar-se da dependência que existe entre todos, da manutenção de condições que permitam a continuidade desse fenômeno que é a vida, em toda a sua grandiosidade.

Do mosaico de fatores apresentados na relação homem-ambiente, pode-se extrair que promover a saúde é lidar com um conjunto de questões extremamente complexas e, em geral, urgentes.

No início da década de 1990, iniciou-se no Brasil um movimento importante inspirado em um projeto implementado em países desenvolvidos: o de "municípios e comunidades saudáveis", que veio contribuir para a operacionalização da promoção da saúde no nível local – como aparece expresso na Carta de Ottawa.

Para a Organização Pan-Americana da Saúde (OPAS), um município saudável é aquele em que autoridades políticas e civis, instituições e organizações públicas e privadas, proprietários, empresários, trabalhadores e sociedade empreendem esforços para melhorar as condições de vida, de trabalho e de cultura da população, proporcionam harmonia com o meio ambiente físico e natural e expandem os recursos comunitários para melhorar a convivência e desenvolver a solidariedade, a cogestão e a democracia.

A OMS define que, para um município se tornar saudável, ele deve proporcionar:

1. Um ambiente físico limpo e seguro.
2. Um ecossistema estável e sustentável.
3. Alto suporte social, sem exploração.
4. Alto grau de participação social.
5. Necessidades básicas satisfeitas.
6. Acesso a experiências, recursos, contatos, interações e comunicações.
7. Economia local diversificada e inovadora.
8. Orgulho e respeito pela herança biológica e cultural.
9. Serviços de saúde acessíveis a todos.
10. Alto nível de saúde.

O Movimento Cidade Saudável, iniciado no Canadá em 1986 e rapidamente difundido, teve um grande estímulo dado pela OMS/OPAS no caso da América Latina. São Paulo foi o primeiro município brasileiro a iniciar, em 1991, a experiência por meio de um projeto de cooperação internacional. Outros municípios do país aderiram posteriormente, já somando 19 experiências implantadas e outras em desenvolvimento. Não custa lembrar que essas experiências dependem de parcerias entre o setor público, o setor privado e a população, através de seus representantes (associações de moradores, por exemplo), provocando limitações relacionadas às mudanças de governantes e partidos no poder. Por isso, algumas experiências foram bem-sucedidas e outras foram interrompidas, aguardando um momento político mais favorável para seu desenvolvimento integral.

Capítulo 3

OS SERES VIVOS

Fazemos parte de um universo em evolução cujos componentes estão em permanente contato na busca de manter a própria vida, se reproduzir e se desenvolver. No entanto, a relação entre o homem e os outros seres vivos nem sempre é pacífica.

O grau de associações realizadas entre as espécies oscila entre a harmonia e a desarmonia. Na convivência harmônica, todas as espécies são beneficiadas, não havendo prejuízo para nenhuma delas, enquanto nas relações desarmônicas uma das partes perde mais do que recebe, ou seja, há prejuízo para uma das espécies em interação.

Assim, individualmente, os seres vivos nascem, crescem, se reproduzem, envelhecem e morrem. Porém, durante esse processo, as espécies normalmente se adaptam, evoluem e permanecem como uma população ou grupo. Vários fatores regulam esses fenômenos individuais e populacionais que permitem a cada indivíduo a melhor forma de obtenção de alimento e abrigo.

Relações harmônicas

Entre os seres vivos, algumas relações despertam a curiosidade de estudiosos e nos causam estranheza. Dignas de descrição, por exemplo, são as rêmoras (ou peixes-piolho), que aderem ao corpo do tubarão com auxílio de uma ventosa, para nutrir-se com os restos de carne de suas presas e locomover-se em alto-mar.

No homem, a mesma relação pode ser vista através dos vários microrganismos que colonizam a pele, as mucosas do sistema respiratório e gastrintestinal, convivendo em sintonia, de forma independente ou dependente, sem causar nenhum dano a essa espécie. Dessa forma, o benefício pode ser unilateral ou mútuo, e os exemplos citados caracterizam os dois tipos de relações harmônicas ou cooperativas existentes em nosso meio: o comensalismo e a simbiose.

No comensalismo, uma das espécies sobrevive à custa dos recursos da outra. Um dos seres obtém vantagens sem que o outro seja prejudicado. Nessa relação, cada indivíduo mantém sua independência orgânica, digerindo e metabolizando alimentos que a convivência permitiu obter mais facilmente. A espécie beneficiada pode conseguir proteção (abrigo), transporte (meio de locomoção) e nutrição (aproveitando os restos alimentares da outra), como no caso das rêmoras. Em outras circunstâncias, os microrganismos se nutrem de substâncias encontradas nas secreções e excreções não utilizadas pelo organismo do indivíduo e sem causar danos à saúde, como pode ser observado em nossa pele.

Na relação de simbiose ou mutualismo ocorre uma associação extrema: a interdependência é total e nenhuma das duas espécies envolvidas pode viver isolada da outra. Nesse tipo de interação, as espécies realizam funções complementares, indispensáveis à vida de cada uma. O benefício é mútuo, há vantagens para os dois seres que se relacionam. Um exemplo a ser citado são algumas espécies de bactérias que habitam o tubo digestivo humano, nutrindo-se de substâncias ingeridas pelo indivíduo e, ao mesmo tempo, facilitando seu processo de digestão, como as que atuam na síntese de vitaminas do complexo B, importantíssimas para o nosso organismo.

Entretanto, não pense que essa harmonia dura para sempre: ela pode ser rompida, se as condições de equilíbrio estabelecidas inicialmente entre os seres deixarem de existir. Sabe-se que, no organismo humano, a variedade e a concentração de espécies microbianas comensais que o habitam permanecem constantes dentro de determinado limite. Alguns fatores, como nutrição inadequada ou uso indiscriminado de medicamentos que interferem no sistema imunológico do homem, podem influenciar essa relação e afetar seu equilíbrio.

A quantidade de fungos (leveduras) do gênero* Candida *presente na saliva e aderida à mucosa oral humana é controlada por espécies bacterianas da boca. Se eventualmente o indivíduo hospedeiro (no caso, o ser humano) consumir doses altas e prolongadas de alguns antibióticos (como a penicilina), ocorrerá uma diminuição do número dessas bactérias e um consequente aumento das leveduras, que, sem controle bacteriano, proliferam e provocam uma infecção denominada candidíase ou monilíase, o popular "sapinho".

Relações desarmônicas

As relações desarmônicas ou antagônicas, em que uma espécie de ser vivo determina algum tipo de prejuízo ou dano ao hospedeiro, são também de dois tipos: predação e parasitismo.

Na predação, uma espécie de maior porte destrói a outra para se alimentar, o que pode acontecer tanto no mundo visível ao olho humano como no invisível da microscopia. Exemplificam esse caso os gatos que comem ratos, as aranhas e herbívoros que papam moscas, os grandes carnívoros e as aves de rapina em relação às suas presas, assim como os paramécios, seres minúsculos que se alimentam de bactérias e algas. O homem também é um predador, pois sua alimentação é à base de carne de outros animais.

Diferentemente, no parasitismo observa-se uma relação entre seres de espécies diferentes que, além de conviverem em associação íntima e duradoura, mantêm uma dependência orgânica de grau variável. Um ser vive à custa de outro ser, causando-lhe prejuízos ou danos que podem variar desde efeitos dificilmente notados até a morte do hospedeiro. A definição literal do termo parasita seria "alimentar-se ao lado de", uma referência à associação em que um dos parceiros, em geral de pequeno porte, obtém benefício em detrimento do outro, de maior porte, conhecido como hospedeiro.

Algumas vezes, quando os pais estão incomodados porque seus filhos não trabalham ou não estudam conforme esperado, falam: "Você é um parasita, suga todas as minhas economias". No parasitismo, essa relação se dá entre indivíduos de espécies diferentes, estabelecendo-se uma associação íntima e duradoura e um grau de dependência metabólica variável entre os parceiros. Geralmente, a espécie parasitada proporciona ao parasita todos, ou quase todos, os nutrientes e as condições fisiológicas requeridas por ele. Essa relação tende ao equilíbrio, pois, mesmo incomodado, o parasita raramente mata o hospedeiro, e, quando isso acontece, reflete de forma danosa em sua qualidade de vida.

No parasitismo existe uma espoliação constante, mas insuficiente para lesar gravemente o hospedeiro: o tatu, por exemplo, hospedeiro natural do protozoário *Trypanossoma cruzi* (agente causador da doença de Chagas), raramente morre em razão desse parasitismo. Já o homem, o cão ou o gato frequentemente morrem quando adquirem a doença de Chagas. Outro caso relevante é o comportamento da malária na região Norte do Brasil. A doença se mantém latente e constante, causando baixo índice de mortalidade na população local; entretanto, quando pessoas de fora entram nessa região, adquirem a malária na sua forma mais agressiva.

Apesar de a relação de parasitismo mostrar uma tendência ao equilíbrio entre parasita e hospedeiro, isso depende de algumas circunstâncias externas e/ou internas que ultrapassam o campo relacional entre espécies. Em algumas situações, a ação devastadora do homem influencia a proliferação de uma espécie em relação a outra ou facilita a migração de espécies para espaços que anteriormente eram ocupados por outras, o que frequentemente resulta em epidemias. Isso pode ser constatado, por exemplo, pela epidemia de dengue, resultado de desmatamento com eliminação de predadores do mosquito *Aedes aegypti*, transmissor do vírus da doença.

Assim, é importante compreender que a alteração do meio ambiente, a concentração populacional e as baixas condições higiênicas e alimentares representam condições propícias à multiplicação de parasita ou de vetor junto a uma população suscetível. Um exemplo típico dessa situação é a esquistossomose mansônica, que se dissemina e adquire seus aspectos mais graves quando o homem modifica o ambiente para plantar hortas, abrir valas de irrigação de canaviais e arrozais ou fazer loteamentos sem construir redes de esgoto ou distribuição de água previamente tratada.

É bom ressaltar que alguns fatores são determinantes para que uma espécie cause danos, a saber: quantidade de exemplares dentro do hospedeiro (carga parasitária), tamanho, localização, capacidade que o parasita tem de causar lesões no hospedeiro (virulência) e de transformar-se organicamente (metabolismo). Em relação ao hospedeiro, são importantes fatores como idade, estado nutricional, nível de resposta imunológica, intercorrência com outras doenças, hábitos e uso de medicamentos.

Pelo que foi descrito até agora, é possível perceber que, tanto nas relações harmônicas como nas desarmônicas, a modificação do comportamento de uma das espécies pode contribuir para o desenvolvimento de doenças que afetam até o equilíbrio da cadeia produtiva, pois o estado de morbidade diminui as condições produtivas do ser humano.

Determinantes do adoecimento

Para compreender como se estabelece um processo de doença no organismo humano pela ação de agentes infecciosos ou parasitários, é de suma importância a distinção entre os conceitos de infecção, infestação e contaminação.

Alguns autores delimitam a diferença entre infecção e infestação considerando a presença do parasita no interior ou no exterior do hospedeiro. A gripe e a doença de Chagas, por exemplo, seriam infecções, em virtude da presença do parasita no interior do corpo (um vírus e um protozoário, respectivamente). Já a infestação corresponderia à existência do parasita no exterior do hospedeiro, como a sarna, provocada pelo ácaro (ser multicelular) *Sarcoptes scaibiei*. Note-se que a infestação pode ocasionar uma infecção, na medida em que a irritação provocada sobre a pele permita a penetração de outros parasitas no interior do corpo – a coceira provocada pela sarna lesa a pele e permite a penetração de bactérias, por exemplo. Essa é a síntese da conceituação que será usada também neste livro.

Quando um agente infeccioso "aborda" um hospedeiro, ele pode não se desenvolver ou se desenvolver de forma incompleta, por não encontrar condições adequadas no hábitat, pela falta de elementos para seu metabolismo ou mesmo por condições desfavoráveis do hospedeiro para sua penetração e seu desenvolvimento. Por outro lado, se após a penetração o agente conseguir se desenvolver, ocorre a infecção, que pode se dar de três maneiras. Na primeira, o agente se desenvolve de forma completa, sem sofrer resistência nem causar danos ao hospedeiro. Na segunda, o agente, embora sofrendo resistência por parte do hospedeiro, consegue se desenvolver completamente sem causar danos ao mesmo. Já na terceira, o agente se desenvolve de forma completa, porém sofrendo resistência e causando danos ao hospedeiro, seja por invasão dos tecidos, por produzir toxinas ou por induzir uma reação inflamatória.

A infecção pode ser classificada, de acordo com a reação orgânica, em subclínica, inaparente ou assintomática. Se esse agente invade os tecidos, libera toxinas e causa reação inflamatória, geralmente, induz manifestações clínicas e patológicas, caracterizando a doença infecciosa decorrente do conflito parasita-hospedeiro. Nesse caso, o agente infeccioso passa a ser denominado agente etiológico.

Imagine uma balança antiga com dois pratos. Coloque em um dos pratos os fatores relacionados com o agente microbiano (número e virulência) e, no outro, os fatores relacionados com o hospedeiro (resistência). Quando o número e a virulência do agente microbiano são mais fortes (pesados) do que a resistência do hospedeiro, o desequilíbrio se estabelece e o processo infeccioso é evidenciado. Para que a saúde seja restabelecida no organismo infectado, é necessário restabelecer o equilíbrio da balança.

As infecções por agente etiológico podem ser classificadas em exógenas e endógenas, dependendo da origem do causador. A maioria das relações parasitárias ocorre quando parasitas de origem externa penetram no hospedeiro e se multiplicam, provocando infecções exógenas – como a dengue. As endógenas decorrem da ação agressiva de microrganismos já existentes no corpo do hospedeiro previamente sadio – a candidíase (sapinho) é uma das infecções endógenas mais comuns em indivíduos imunodeprimidos.

De maneira geral, três fatores se destacam no mecanismo das doenças infecciosas, favorecendo ou não seu desenvolvimento após a penetração do agente microbiano ou parasita no organismo do hospedeiro. São eles:

- **Nível ou concentração (N) –** número de agentes microbianos ou parasitas que invadem, colonizam e penetram o organismo do hospedeiro.
- **Fatores de virulência (V) –** como as toxinas e enzimas que esses agentes produzem e seu poder de penetração e sobrevivência no organismo do hospedeiro.
- **Resistência (R) –** do organismo do hospedeiro a essas agressões.

Portanto, o processo de adoecimento se dá em decorrência da ação desses três fatores e de relações desarmônicas, que resultam da interação entre quatro elementos: agente causador de doença, ser vivo suscetível ao adoecimento, hospedeiro e ambiente.

A infestação é caracterizada por alojamento, desenvolvimento e reprodução do agente, geralmente artrópode, na superfície – pele e mucosas – do corpo do hospedeiro. Um caso comum em crianças na fase escolar é a pediculose, presença do *Pediculus capitis* no couro cabeludo. Por isso, ao constatar a presença desse parasita, dizemos que a pessoa está infestada de piolhos, e não infectada com piolhos.

Outro conceito importante é o de contaminação, muitas vezes confundida com infecção. O termo contaminação é mais apropriado para superfícies orgânicas ou não – como epiderme, áreas físicas, objetos, instrumentos, alimentos –, isto é, superfícies que apresentam microrganismos ou parasitas com potencial de produzir infecção ou infestação num organismo. Dessa forma, é dito que as mãos, os objetos, os instrumentos ou os alimentos (incluindo-se a água) estão contaminados, e não infectados.

A contaminação pode ou não causar infecção exógena em um organismo. O direcionamento de esgotos domésticos para rios e lagoas, por exemplo, ou o acúmulo de lixo e dejetos nas nascentes podem acarretar contaminação microbiana da água, que, se não for devidamente tratada para o consumo, poderá determinar casos graves de diarreia aguda (gastrenterite microbiana, uma infecção exógena) nos indivíduos que a ingerirem. Aqui, uma das condições que determinam o adoecimento é a decisão política de destinar recursos à construção de redes de tratamento de água e esgoto.

Microrganismos na produção de doenças

Na relação parasitária, há o microrganismo (agente) que se beneficia do organismo do hospedeiro, e sua ação sempre provoca o desenvolvimento de doenças. Neste sentido, devem ser conceituadas duas características dos microrganismos ou parasitas:

- **Patogenicidade –** capacidade que um agente infeccioso ou parasitário tem de causar enfermidade em outro organismo.
- **Virulência –** referida como a maior ou menor capacidade que o microrganismo ou parasita tem de provocar doença em determinado hospedeiro.

O vírus da raiva e o bacilo do tétano, por exemplo, apresentam elevada virulência para o organismo humano, ao contrário da maioria dos fungos que provocam as micoses. A virulência é exercida por microrganismos e outros parasitas com base em duas características: poder invasor (capacidade de invadir os tecidos do organismo do hospedeiro através de enzimas destruidoras, denominadas histolíticas) e poder toxígeno (capacidade de produzir substâncias tóxicas para o organismo do hospedeiro).

Algumas bactérias podem perder o poder toxígeno por passagens sucessivas em meios de cultura ou animais no laboratório, processo que resulta na atenuação de sua virulência. Os microrganismos atenuados apresentam todas as propriedades dos microrganismos originais, mas não são capazes de produzir doenças. Essa técnica é empregada na produção de vacinas, como a que combate a poliomielite.

Os parasitas também podem ser transportados para diversas áreas do organismo do hospedeiro ao penetrar na corrente sanguínea. Alguns agentes infecciosos/parasitários são transmitidos diretamente para a corrente sanguínea após a mordida de insetos, outros a alcançam através da via linfática. Uma vez na corrente sanguínea ou na linfática, os agentes podem se espalhar para diversos órgãos do hospedeiro – pulmão, coração, rins –, para o sistema nervoso central e para a pele. No caso do sarampo, inicialmente o vírus infecta o sistema respiratório, depois penetra na corrente sanguínea e, em seguida, se espalha pela pele, onde se multiplica, causando erupções.

Características do hospedeiro e resistência

Considerando-se as relações desarmônicas, entende-se por hospedeiro todo indivíduo capaz de abrigar em seu organismo um agente causador de doença com o qual pode estabelecer variadas interações. Todos os vertebrados são potenciais hospedeiros e apresentam, em diferentes graus, uma das duas condições fundamentais para o parasitismo (ou ausência deste): suscetibilidade ou resistência.

A suscetibilidade é caracterizada como a falta de defesas do hospedeiro para resistir ao ataque ou à agressão de determinado agente infeccioso, ou seja, é a sensibilidade – maior fragilidade – de um hospedeiro em relação a um agente específico. A resistência é o conjunto de "armas defensivas" que o hospedeiro possui contra a ação agressiva do mesmo agente. Embora as condições de suscetibilidade e resistência sejam antagônicas, elas não são consideradas estáticas, ou seja, manifestam-se em diferentes graus de intensidade, dependendo dos fatores intrínsecos (ou internos) do hospedeiro.

Os mecanismos de resistência do hospedeiro contra a ação dos agentes têm duas classificações: específicos e inespecíficos. Os específicos constituem a imunidade e os inespecíficos, a resistência natural, que depende somente das características estruturais e funcionais do próprio hospedeiro, sem a participação do sistema imunológico. Entre os mecanismos inespecíficos estão as barreiras naturais do organismo, que se subdividem em mecanismos preventivos e mecanismos defensivos. Os mecanismos preventivos são representados pelos processos fisiológicos e pelos reflexos naturais, capazes de interferir na interação entre o agente e o hospedeiro, ou até mesmo impedi-la, evitando a instalação da doença. A seguir, alguns exemplos de mecanismos preventivos:

- A pele íntegra, ou seja, a epiderme sem qualquer tipo de lesão – poucos são os microrganismos ou parasitas que conseguem vencer essa barreira e penetrar no organismo.
- O processo de proteção e limpeza da conjuntiva ocular, através do movimento reflexo e contínuo da pálpebra, associado ao fluxo da secreção lacrimal.
- A remoção das partículas inaladas do trato respiratório, pela filtração do ar inspirado (realizada pelos pelos da cavidade nasal), pela ação dos cílios e do muco localizados na mucosa respiratória (mandando as partículas que ficaram aderidas de volta à faringe, onde são deglutidas), bem como pelo reflexo de espirro e de tosse. Nas vias respiratórias superiores (nariz e boca) há uma pele muito fina – chamada mucosa, em virtude do muco que recobre toda a sua superfície – com uma camada de substâncias protetoras na qual as bactérias tendem a ficar aderidas.
- A remoção mecânica de partículas e microrganismos do trato digestivo, realizada pela ação do fluxo salivar, pela descamação do epitélio da cavidade bucal e pela movimentação forçada a que o bolo alimentar é submetido no estômago. Essa movimentação é estimulada pela acidez estomacal e pelo reflexo do vômito.

Funcionam também como fatores preventivos as secreções e as excreções do organismo, que, além de atuarem na limpeza mecânica, contêm substâncias microbicidas que destroem ou interferem no metabolismo de muitos agentes infecciosos. Os ácidos graxos da pele, a lisozima presente na lágrima, o suco gástrico produzido no estômago e o muco contido na mucosa vaginal são alguns exemplos.

Quando agentes infecciosos conseguem penetrar na camada mais profunda da pele – a primeira defesa do organismo –, deparam-se com a segunda linha de defesa, que inclui os glóbulos brancos, os anticorpos e fatores inespecíficos de resistência. Tudo isso é chamado de mecanismo defensivo.

Com mais riqueza de detalhes, é possível dizer que, se conseguir sobreviver e penetrar no organismo apesar da ação de todos os fatores preventivos, o agente encontrará uma série de mecanismos defensivos que atuam, ainda que de forma inespecífica, na proteção do hospedeiro. Dentre os mecanismos defensivos, destacam-se os fatores:

- **Humorais –** como a linfa, que recolhe as partículas e os agentes infecciosos presentes nos tecidos e os encaminha para os gânglios linfáticos, e as proteínas bactericidas encontradas no soro sanguíneo.
- **Metabólicos –** que incluem a pressão sanguínea, a oxigenação dos tecidos (que impede a proliferação de agentes anaeróbios) e a temperatura do corpo do hospedeiro (que propicia condições de multiplicação apenas a um número limitado de agentes microbianos).
- **Hormonais –** como os hormônios da tireoide e os estrogênicos, que atuam fortemente sobre o metabolismo e, assim, exercem bastante influência sobre a resistência inespecífica do hospedeiro.

O organismo do hospedeiro é capaz ainda de realizar um processo de reação, por mecanismos específicos de resistência, que é denominado imunidade e pode ser entendido como a resistência natural ou adquirida de um organismo vivo a um agente infeccioso ou tóxico. A imunidade adquirida é aquela que resulta da formação de anticorpos em resposta a determinada infecção.

Os glóbulos brancos ou leucócitos são componentes sanguíneos importantes que podem ser encontrados tanto na corrente sanguínea como nos tecidos do organismo do hospedeiro, atuando de forma abrangente ou específica contra os agentes invasores. Os neutrófilos, macrófagos e histiócitos, por exemplo, realizam a fagocitose, processo de englobamento e destruição inespecífica desses agentes. Já os linfócitos se destacam justamente pela capacidade de produzir anticorpos, moléculas também denominadas imunoglobulinas, que atuam de forma específica contra os invasores.

Outro tipo de célula sanguínea, as plaquetas – que não apresentam núcleo e têm o aspecto de um disco com o centro achatado – estão envolvidas no processo de coagulação sanguínea e na produção de algumas substâncias que têm ação antimicrobiana, principalmente contra bactérias.

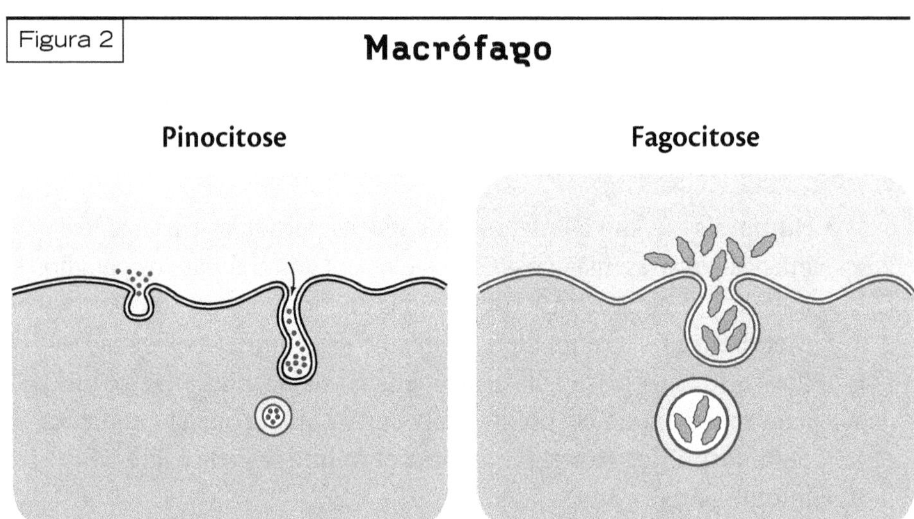

O macrófago é uma célula de tecido conjuntivo com grande capacidade de pinocitose e de fagocitose. A pinocitose é o englobamento de líquido pela célula. Já a fagocitose é o englobamento de partículas sólidas pelas células.

Há fatores relacionados ao organismo do hospedeiro que podem comprometer significativamente os mecanismos de defesa (conhecidos também como sistema imunológico) contra as agressões microbianas ou parasitárias. Entre eles estão idade, estado nutricional, consumo de álcool, narcóticos e tabaco, estresse, além de outros.

Com tantos e tão diversificados recursos por parte do hospedeiro para combater a entrada e a instalação de agentes invasores, parece evidente que apenas algumas poucas infecções conseguem superar as defesas de forma a comprometer o equilíbrio orgânico. Entretanto, no caso do Brasil e de países com nível de desenvolvimento semelhante, os altos índices dessas doenças, associados às prioridades socioeconômicas não atendidas, como o acesso à água, ao saneamento, ao emprego e aos serviços de saúde, são um desafio para o enfrentamento dos agravos de natureza infecciosa.

O ambiente na produção de doenças

O desenvolvimento progressivo de todo o processo de adoecimento, desde o contato inicial do agente com o hospedeiro até sua resolução, é denominado período patogênico. Tão importante quanto as interações que acontecem no período patogênico são os eventos externos ocorridos anteriormente. Os eventos externos podem facilitar o contato, a instalação e a proliferação do agente no organismo do hospedeiro. São incontáveis as possibilidades de interação entre o hospedeiro e o parasita no ecossistema. Nesse contexto, é de extrema relevância o grau de contaminação do ambiente, pois há uma relação direta entre o nível de contaminação ambiental e o risco de exposição do hospedeiro ao agente causador da doença.

O ambiente reúne um conjunto de fatores propícios ao surgimento da doença. Cabe, portanto, considerar duas de suas dimensões: o meio ambiente propriamente dito e o meio interno, representado pelas condições relativas ao corpo/organismo vivo onde a doença poderá encontrar (ou não) condições para seu desenvolvimento.

As condições de risco relacionadas ao meio ambiente são favorecidas pela existência de vários outros fatores, como:

- As condições higiênico-sanitárias, o nível socioeconômico e cultural e a disponibilidade (ou acesso) tecnológica da sociedade, que influenciam na adoção de medidas adequadas de promoção da saúde, capazes de limitar o grau de contaminação ambiental.
- A resistência do agente agressor, que também está relacionada com o aumento da contaminação do ambiente. Agentes muito resistentes às condições ambientais persistem por longos períodos no meio externo e contribuem para a elevação do seu grau de contaminação.
- A possibilidade de introdução do agente em áreas livres, proporcionada pelo surgimento de meios de transporte mais velozes e acessíveis para uma parcela maior da população. Isso é cada vez mais frequente, seja por intermédio de indivíduos infectados, produtos contaminados, seja por outros veiculadores, como roedores e vetores.
- A importância da densidade populacional e da distribuição da população de hospedeiros, que, tratando-se de doenças transmissíveis, é traduzida pela expressão: "quanto maior e mais íntimos forem os contatos, maior será a probabilidade de transmissão". Daí o conceito de doenças "densidade-dependentes", cuja ocorrência está relacionada a uma densidade populacional capaz de assegurar o surgimento de um número determinado de casos/ano. O sarampo, as doenças venéreas e a raiva são alguns exemplos.

A proporção de indivíduos suscetíveis em uma população constitui fator importante na propagação de uma doença, uma vez que a elevação e a queda de um surto epidêmico estão diretamente relacionadas ao número desses indivíduos. Ao contrário, a parcela de pessoas imunes (ou imunizadas) age como uma barreira entre os suscetíveis e o agente causador de doença, esteja ele no ambiente ou em uma fonte de infecção.

Vale destacar que a cadeia de transmissão do processo infeccioso pode ser interrompida quando o agente não encontra um hospedeiro suscetível. A resistência de um indivíduo ou de um grupo a um agente infeccioso pode ser obtida, por exemplo, com a vacinação. As vacinas ativam as defesas do organismo, produzindo imunidade.

A vacina contra a poliomielite é um significativo exemplo da importância da vacinação em massa. A poliomielite é uma doença infecciosa que pode determinar paralisia flácida (permanente ou transitória) ou óbito. Ela é causada pelo poliovírus (sorotipos 1, 2 e 3) e pode ser evitada com a vacina específica, que gera uma reação de defesa no organismo, possibilitando que o mesmo neutralize o vírus causador da poliomielite quando for preciso.
A erradicação da doença no Brasil foi conseguida por meio das campanhas iniciadas em 1980 e a instituição dos dias nacionais de vacinação contra a poliomielite. O último caso da doença foi registrado em 1989, no município de Souza, na Paraíba. Em 1994, o Brasil recebeu da OPAS o certificado internacional de erradicação da transmissão autóctone do poliovírus selvagem. O país, então, assumiu o compromisso de evitar a reintrodução do poliovírus mantendo as altas coberturas vacinais e uma vigilância epidemiológica ativa.

A vacinação pode ser uma medida de profilaxia e controle eficiente em agravos como sarampo, difteria, coqueluche, tuberculose e poliomielite. Dentre os indivíduos mais suscetíveis em uma população estão os hospedeiros imunocomprometidos – como portadores de HIV/Aids, crianças e idosos –, os subnutridos e os não imunizados – aqueles não vacinados ou que nunca tiveram contato com o agente infeccioso.

Os casos notificados de uma doença infecciosa nunca refletem a magnitude real do problema. Em parte, isso acontece porque muitos casos não são notificados. Do ponto de vista clínico, podem ser observadas diferentes manifestações de uma doença infecciosa – casos inaparentes, casos com manifestações clínicas moderadas e casos graves, que podem evoluir ou não para o óbito. As infecções inaparentes impedem, muitas vezes, que medidas de controle sejam tomadas no momento mais adequado, ou seja, logo no início.

Figura 3

Esquema de notificação

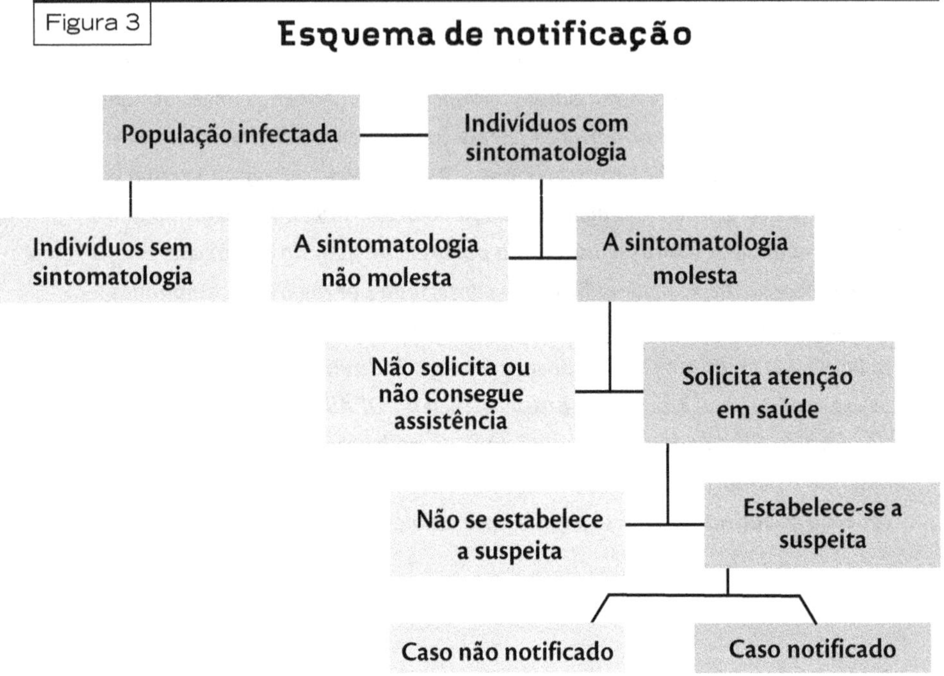

A notificação é o ponto de partida das ações de vigilância. Qualquer pessoa pode informar a ocorrência de uma doença. Notificar significa comunicar, dar conhecimento de um acontecimento, e somente com notificação adequada é possível ter informações suficientes e corretas para que ações políticas satisfatórias sejam implementadas.

A vigilância em saúde, utilizando *a priori* os dados obtidos pelas notificações, constitui o grande instrumento para que governos (municipais e estaduais) tomem decisões eficazes relacionadas aos problemas de saúde. Entre os objetivos da vigilância em saúde estão: identificar os principais problemas de saúde e doença, surtos e epidemias, novos agravos à saúde e grupos de alto risco para determinados agravos. Incluem-se ainda auxílio na definição de prioridades, recomendação de ações e avaliação das medidas de prevenção e controle adotadas.

Uma das ações mais importantes dos serviços de vigilância em saúde é o controle da cobertura vacinal, pois o ato de negligência no cumprimento do calendário pode ter sérias consequências na qualidade de vida da população. O Ministério da Saúde brasileiro, em suas diretrizes de 2007, recomenda um elenco básico de vacinas voltado para três grupos específicos: crianças, adolescentes e adultos/idosos. A maior parte das vacinas hoje disponíveis está destinada principalmente ao primeiro grupo. O objetivo da vacinação é contribuir para o controle ou a erradicação de doenças infecciosas e imunopreveníveis, entre as quais se destacam a tuberculose, a poliomielite, a difteria, o tétano, a coqueluche e o sarampo.

Figura 4

Calendário de vacinação

IDADE	VACINAS	DOSES	DOENÇAS EVITADAS
Ao nascer	BCG - ID	dose única	Formas graves de tuberculose
	Vacina contra hepatite B (1)	1ª dose	Hepatite B
1 mês	Vacina contra hepatite B	2ª dose	Hepatite B
2 meses	Vacina tetravalente (DTP + Hib) (2)	1ª dose	Difteria, tétano, coqueluche, meningite e outras infecções causadas pela *Haemophilus influenzae* tipo b
	VOP (vacina oral contra pólio)	1ª dose	Poliomielite (paralisia infantil)
	VORH (vacina oral de rotavírus humano) (3)	1ª dose	Diarréa por rotavírus
4 meses	Vacina tetravalente (DTP + Hib)	2ª dose	Difteria, tétano, coqueluche, meningite e outras infecções causadas pela *Haemophilus influenzae* tipo b
	VOP (vacina oral contra pólio)	2ª dose	Poliomielite (paralisia infantil)
	VORH (vacina oral de rotavírus humano) (4)	2ª dose	Diarréa por rotavírus
6 meses	Vacina tetravalente (DTP + Hib)	3ª dose	Difteria, tétano, coqueluche, meningite e outras infecções causadas pela *Haemophilus influenzae* tipo b
	VOP (vacina oral contra pólio)	3ª dose	Poliomielite (paralisia infantil)
	Vacina contra hepatite B	3ª dose	Hepatite B

(cont.)

IDADE	VACINAS	DOSES	DOENÇAS EVITADAS
9 meses	Vacina contra febre amarela (5)	dose inicial	Febre amarela
12 meses	SRC (tríplice viral)	dose única	Sarampo, rubéola e caxumba
15 meses	VOP (vacina oral contra pólio)	reforço	Poliomielite (paralisia infantil)
	DTP (tríplice bacteriana)	1º reforço	Difteria, tétano e coqueluche
4 - 6 anos	DTP (tríplice bacteriana)	2º reforço	Difteria, tétano e coqueluche
	SRC (tríplice viral)	reforço	Sarampo, rubéola e caxumba
10 anos	Vacina contra febre amarela	reforço	Febre amarela

(1) A primeira dose da vacina contra a hepatite B deve ser administrada nas primeiras 12 horas de vida do recém-nascido. O esquema básico se constitui de 3 (três) doses, com intervalos de 30 dias da primeira para a segunda dose e de 180 dias da primeira para a terceira dose.

(2) O esquema de vacinação atual é feito aos 2, 4 e 6 meses de idade com a vacina tetravalente e dois reforços com a tríplice bacteriana (DTP). O primeiro reforço deve acontecer aos 15 meses, e o segundo, entre 4 e 6 anos.

(3) É possível administrar a primeira dose da vacina oral de rotavírus humano entre 1 mês e 15 dias e 3 meses e 7 dias (6 a 14 semanas de vida).

(4) É possível administrar a segunda dose da vacina oral de rotavírus humano entre 3 meses e 7 dias e 5 meses e 15 dias (14 a 24 semanas de vida). O intervalo mínimo preconizado entre a primeira e a segunda dose é de 4 semanas.

(5) A vacina contra febre amarela está indicada para crianças a partir dos 9 meses de idade, que residam ou que irão viajar para área endêmica (estados: AP, TO, MA, MT, MS, RO, AC, RR, AM, PA, GO e DF), área de transição (alguns municípios dos estados: PI, BA, MG, SP, PR, SC e RS) e área de risco potencial (alguns municípios dos estados: BA, ES e MG).
Quem viajar para áreas de risco deve-se vacinar contra febre amarela 10 (dez) dias antes da viagem.

Capítulo 4

O MUNDO INVISÍVEL

Por muitos séculos, as doenças foram atribuídas ao sobrenatural (deuses e demônios). Acreditava-se, por exemplo, que os maus ares (miasmas) que emanavam do solo, de cadáveres humanos e de outros animais eram nocivos à saúde. Muitas dessas crenças foram sustentadas pela coexistência de dois mundos mantidos em permanente interação: um mundo visível a olho nu e outro não.

Não se sabe ao certo quem inventou o microscópio, mas em 1675 o holandês Antonie van Leeuwenhoek o aperfeiçoou. O equipamento, com capacidade de aumento de apenas 270 vezes, já permitia visualizar algumas formas de organismos vivos até então invisíveis a olho nu.

Somente com a evolução do microscópio a microbiologia começou a se desenvolver em bases científicas, tornando possível o acompanhamento do modo de viver dos microrganismos e de sua real potencialidade de transmitir doenças infecciosas à espécie humana. Graças ao conhecimento desse micromundo, hoje conseguimos compreender como algumas interações podem favorecer os processos de saúde e adoecimento.

Dentre os microrganismos que afetam o equilíbrio da saúde humana encontra-se no meio ambiente uma vasta população de bactérias, protozoários e fungos, todos com características próprias com relação às interações que fazem com a espécie humana.

Bactérias

As bactérias são seres microscópicos unicelulares que se apresentam isolados ou em grupos, constituindo colônias. Podem ser móveis ou imóveis. As que apresentam mobilidade são dotadas de flagelos, estruturas filamentosas presas à célula bacteriana que permitem sua movimentação/locomoção. Os pelos, ou fímbrias, são estruturas filamentosas menores do que o flagelo com a função de permitir a aderência da bactéria a outras superfícies, como as células epiteliais do organismo humano. As bactérias não apresentam núcleo celular individualizado, e o material nuclear (ácidos nucleicos) encontra-se disperso no citoplasma sob a forma de cromossomo circular. Tais características permitem classificar as bactérias como procarióticas.

Algumas bactérias formam esporos, que são estruturas em repouso resistentes à perda de umidade, ao calor e a agentes químicos. É um estágio de proteção da bactéria contra as condições adversas do meio em que se encontra. No entanto, quando as condições são favoráveis à sua reprodução, o esporo é reativado, transformando-se novamente em célula bacteriana.

Figura 5 **Esquema básico da estrutura bacteriana**

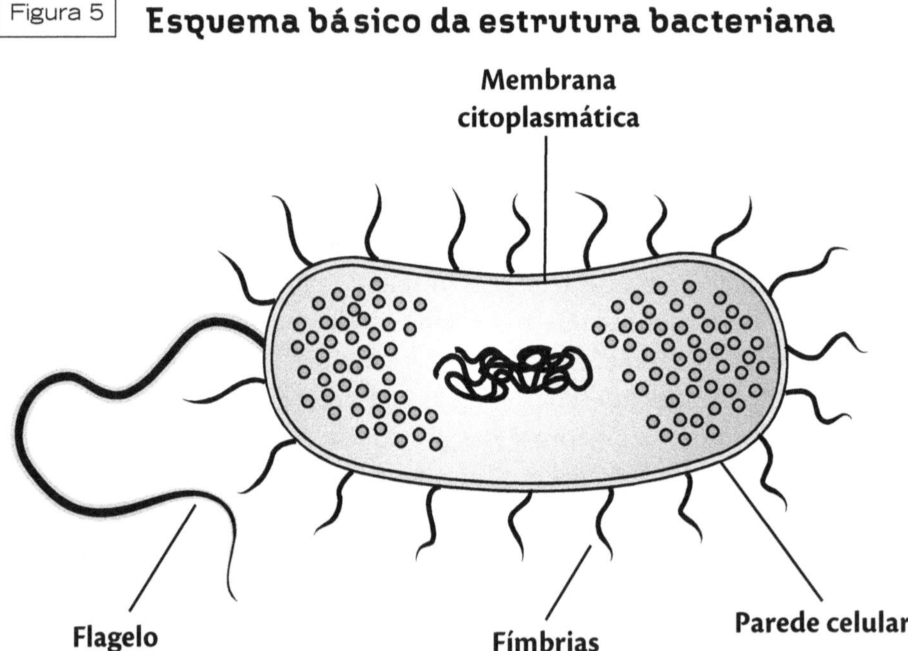

Conforme sua interação com o hospedeiro e o meio ambiente, as bactérias são classificadas em duas grandes categorias: saprófitas e patogênicas.

Saprófitas são as que vivem e se reproduzem na matéria orgânica, como leite, carne e constituintes do meio ambiente e do organismo de animais e vegetais. Geralmente são benéficas ao organismo, como as que habitam o trato gastrintestinal (boca e intestino grosso). Outros exemplos são as bactérias dos gêneros *Acetobacter* e *Propionibacterium*, que são utilizadas na indústria de alimentos, respectivamente, na fabricação de vinagre e queijos suíços.

No entanto, em situações específicas, as bactérias saprófitas podem apresentar capacidade de produzir infecções (potencial patogênico). As doenças causadas por bactérias saprófitas nos seres humanos são denominadas infecções endógenas. A cárie dentária, a pneumonia e a cistite são exemplos desse tipo de infecção.

Patogênicas (ou patogênicas estritas) são as bactérias que estão sempre associadas a processos infecciosos específicos, que não se encontram regularmente em nosso organismo e são transmitidas por outro organismo infectado ou material contaminado. Sífilis, gonorreia, tuberculose e tétano são doenças causadas por essa categoria de bactérias.

Outro critério para classificar as bactérias é a morfologia celular e a maneira como se agrupam. De acordo com a forma, podem ser classificadas como:

- **Cocos –** arredondadas.
- **Bacilos ou bastonetes –** em forma de bastões.
- **Espirilos ou espiroquetas –** espiraladas.
- **Vibriões –** em forma de vírgula.

Figura 6 **Formas básicas das bactérias**

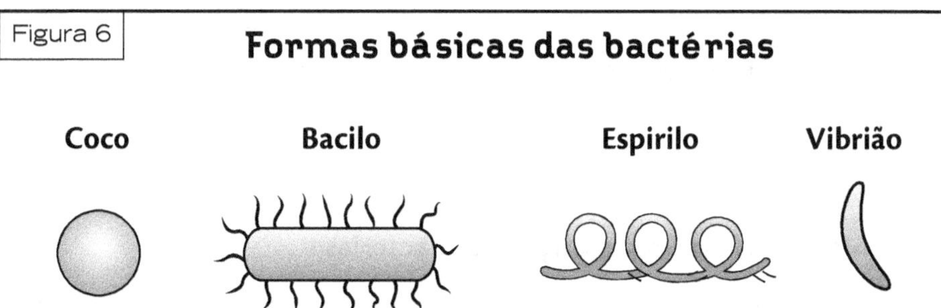

No caso de cocos, ocorrem agrupamentos. Essas agregações celulares, dependendo do tipo de arranjo, são classificadas em:

- **Diplococos –** cocos agrupados dois a dois. Causam doenças como meningite, pneumonia, sinusite, otite, gonorreia, entre outras.
- **Estafilococos –** cocos agrupados em "cachos de uva". Estão presentes na epiderme e nasofaringe, mas também podem causar abscessos purulentos, osteomielite, pneumonia, meningite e infecções hospitalares diversas.
- **Estreptococos –** cocos agrupados em forma de cadeias ou "colar de pérolas". São regularmente encontrados na boca e na pele e podem causar faringite, endocardite, cárie dentária, impetigo e erisipela.

Figura 7 **Tipos de grupamentos dos cocos**

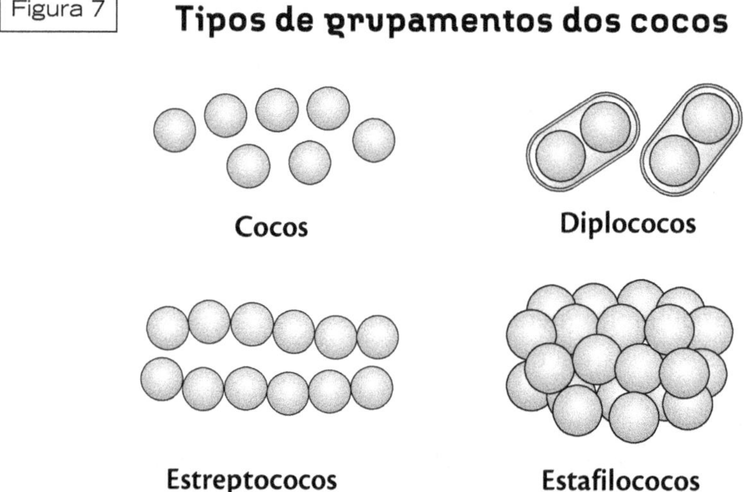

Metabolismo e reprodução das bactérias

O metabolismo bacteriano pode ser tratado considerando-se as formas de nutrição e respiração desses microrganismos. Quanto à nutrição, existem bactérias com capacidade de sintetizar substâncias orgânicas a partir de substâncias inorgânicas, utilizando a energia química que é liberada nas reações. Esse grupo é formado por bactérias classificadas como autotróficas.

Há ainda o grupo das heterotróficas, que necessitam de substâncias orgânicas já formadas (como as presentes nos organismos animais) para se nutrir.

Quanto à respiração, as bactérias são classificadas em aeróbias e anaeróbias, considerando-se a tensão de oxigênio do meio onde se desenvolvem. As bactérias aeróbias são aquelas que só sobrevivem na presença de oxigênio, como é caso do bacilo da tuberculose. Aquelas que só se desenvolvem e sobrevivem na ausência total ou em quantidades mínimas de oxigênio são denominadas anaeróbias estritas, como o bacilo do tétano. Caso sejam indiferentes ao oxigênio, são classificadas como anaeróbias facultativas, como os estreptococos que causam faringite.

A reprodução bacteriana é assexuada e realizada por fissão binária, quando uma única célula origina outras duas completamente idênticas, com as mesmas características da célula original.

Figura 8 **Esquema da fissão binária**

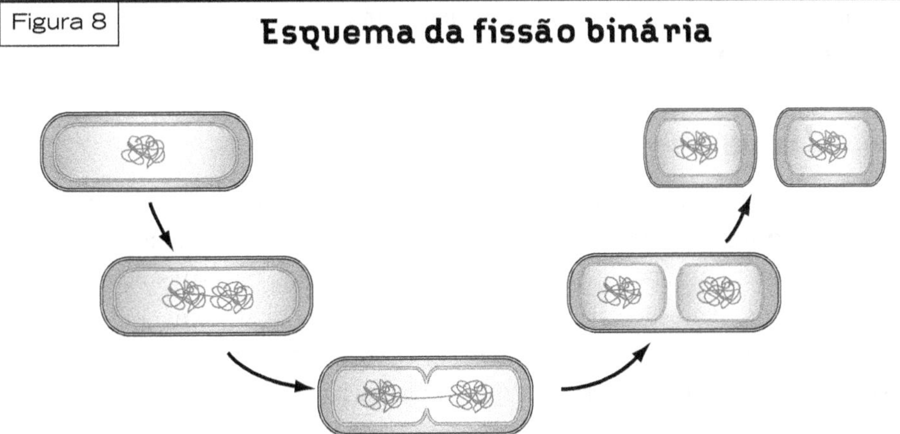

Rickéttsia é considerada uma categoria especial de bactérias. São parasitas intracelulares obrigatórios com o mesmo tamanho das demais bactérias e com formas variadas de cocobacilos. A maioria das rickéttsias é mantida na natureza por um ciclo que envolve um inseto transmissor – pulgas, carrapatos ou piolhos – e um animal reservatório, geralmente um roedor, como o rato. Os carrapatos, por exemplo, transmitem a febre maculosa introduzindo as rickéttsias diretamente na pele. Os piolhos e as pulgas transmitem o tifo epidêmico depositando suas fezes já contaminadas na pele, o que permite a penetração do microrganismo por uma lesão em forma de ponto feita pelos mesmos insetos. No caso da febre Q, a rickéttsia penetra nas vias respiratórias através da inalação de poeira contaminada pelo microrganismo.

Ao invadir o organismo, as rickéttsias se multiplicam no interior das células que revestem os pequenos vasos sanguíneos, causando sua destruição e ruptura. Elas também podem exercer efeito tóxico sobre essas células. Na evolução clínica das rickettsioses, os indivíduos geralmente apresentam febre, erupções cutâneas, cefaléia e aumento do fígado e do baço.

Vírus

Os vírus são estruturas microscópicas capazes de se reproduzir apenas no interior de células de outros organismos – animais, vegetais ou até mesmo bactérias – e por isso são considerados parasitas intracelulares obrigatórios. Não são formados por células e se constituem por proteínas, ácidos nucleicos e outras substâncias. Seu tamanho é reduzido, sendo significativamente menores do que as bactérias.

Figura 9

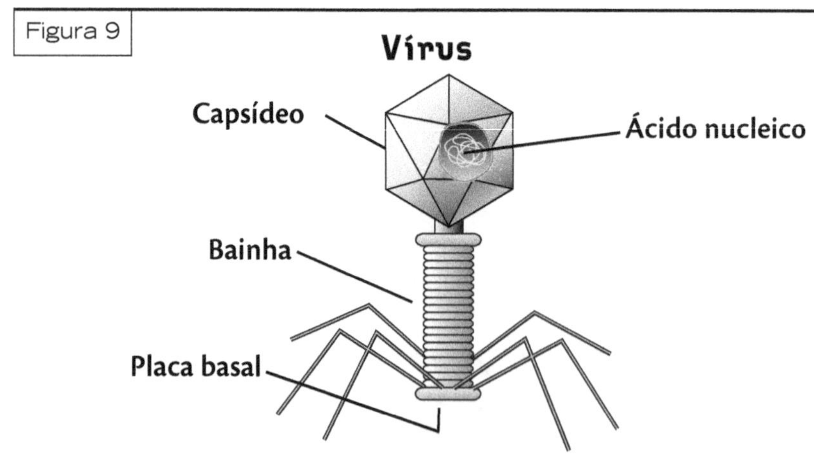

Existem três formas básicas de vírus:

- **Poliédricos –** dotados de simetria cúbica, como os da poliemielite e do herpes simples.
- **Tubulares –** com simetria helicoidal, como os da gripe e da caxumba.
- **Complexos –** como o da varíola e os bacteriófagos (que infectam bactérias).

Os vírus poliédricos e tubulares (helicoidais) também podem apresentar um envoltório denominado envelope e por isso são chamados de vírus poliédricos envelopados ou vírus helicoidais envelopados.

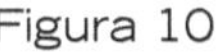

Formas de vírus

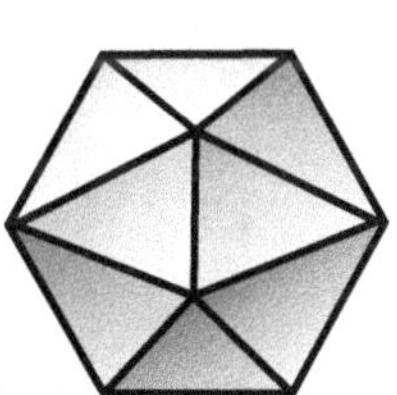

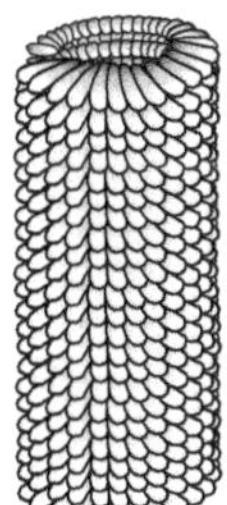

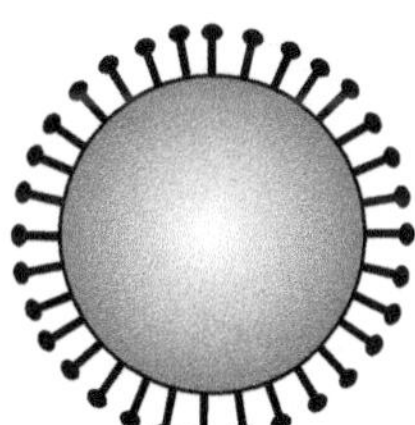

Processo de replicação do vírus e infecção

Os vírus são parasitas intracelulares incapazes de produzir energia ou proteínas independentemente de uma célula hospedeira. Uma vez introduzido o genoma viral na célula hospedeira, são capazes de redirecionar toda a maquinaria dessa célula em seu favor. Assim, cabe a essa célula favorecer a multiplicação viral e a montagem de novos vírus. A multiplicação viral é também chamada de replicação.

As etapas de infecção e replicação viral podem ser resumidas da seguinte maneira:

1. O vírus se aproxima de uma célula.
2. O vírus se fixa na membrana celular.
3. Ocorre a injeção do ácido nucleico (DNA – ácido desoxirribonucleico – ou RNA – ácido ribonucleico).
4. O vírus assume o comando do metabolismo da célula infectada pelo ácido nucleico.
5. Ocorre a formação de novos vírus.
6. Acontece o rompimento da célula pelos novos vírus formados, que ficam livres para infectar novas células.

Figura 11 **Esquema de replicação viral**

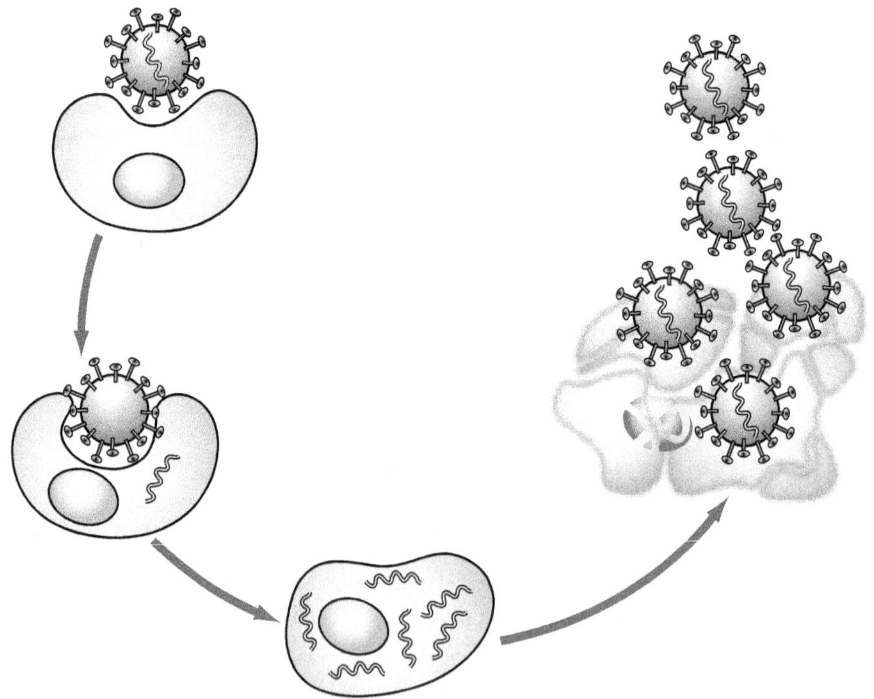

A replicação viral pode alterar drasticamente a célula infectada e até causar sua morte. O tratamento das viroses com antibióticos não é possível porque os vírus não apresentam metabolismo próprio. No entanto, podem ser combatidos por substâncias denominadas interferons, que são produzidas pela própria célula infectada. Recentemente vêm sendo desenvolvidas drogas promissoras que inibem o processo de penetração do vírus na célula e até mesmo a replicação no seu interior.

Fungos

Sob a denominação de fungos estão reunidos seres vivos, uni ou pluricelulares, semelhantes aos vegetais, que se alimentam de matéria orgânica, mas, por sua vez, não utilizam a clorofila para respirar. Ao contrário das bactérias, as células dos fungos apresentam núcleo individualizado no citoplasma, sendo os fungos, portanto, classificados como seres eucarióticos. Esses microrganismos ocorrem em toda a natureza, participando dela numa relação por vezes construtiva, por outras, destrutiva. Na relação construtiva, os fungos atuam na produção de alimentos e bebidas fermentadas, como o pão, a cerveja e o vinho, além de serem utilizados na indústria farmacêutica para produção de antibióticos. Já os efeitos danosos dos fungos nos outros organismos estão relacionados com as dermatofitoses, que são as micoses que acometem os cabelos, os pelos, a pele e as unhas.

Os fungos não são capazes de sintetizar o próprio alimento, mas utilizam a matéria orgânica de outros seres vivos. Os que se aproveitam de vegetais e animais mortos são considerados saprófitas e representam a maioria. Ocupam o lugar de decompositores na cadeia alimentar e facilitam a reciclagem da matéria da natureza. Exemplos: mofos e leveduras.

Quando a matéria orgânica é aproveitada de seres vivos (animais e vegetais), ocasionando danos para estes, os fungos são considerados parasitas. As doenças causadas por esses parasitas são conhecidas como micoses, infecções que pouco diferem das bacterianas. As micoses mais conhecidas são as das unhas (onicomicoses), o pé-de-atleta (popularmente chamado de "frieira") e a candidíase na mucosa oral (o "sapinho"). Os agentes antimicrobianos utilizados no tratamento das micoses são denominados antimicóticos – por exemplo, a nistatina e a anfotericina B.

Entre os tipos de fungos, os ascomicetos são os mais numerosos. Muitos são saprófitas, como os que vivem nos excrementos de animais;

outros são parasitas, como os que causam a "ferrugem" do cafeeiro e o "carvão" da cana-de-açúcar. São exemplos de ascomicetos a levedura utilizada na produção da cerveja (*Saccharomyces cerevisae*), os mofos que crescem no queijo, em geléias, doces e frutas e o empregado na produção de antibióticos como a penicilina (*Penicillium*).

Os basidiomicetos ou cogumelos são os tipos de fungos mais conhecidos. Nessa categoria são encontradas espécies comestíveis (cogumelos de chapéu).

Figura 12 **Formas de fungos**

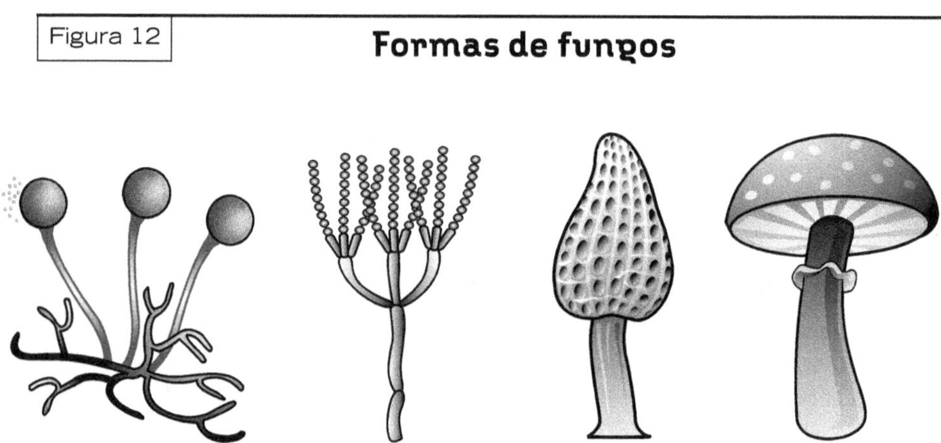

Protozoários

São parasitas unicelulares, eucarióticos, pertencentes ao reino Protista. Os protozoários se nutrem pela ingestão de partículas orgânicas, digestão destas e expulsão (ou excreção) dos produtos do seu metabolismo, sendo, por isso, chamados de protistas heterotróficos.

Os protozoários habitam a água e o solo e fazem parte do sub-reino *Protozoa*. Em seu livro *Microbiologia*, Gerard J. Tortora afirma que existem cerca de 65 mil tipos de espécies conhecidas, a maioria das quais tão pequena que só pode ser observada ao microscópio. Dessas espécies, apenas metade ainda vive nos dias de hoje; a outra metade já virou fóssil. Das espécies de protozoários que sobreviveram, cerca de 30 atingem o homem, ameaçando sua saúde, 10 mil espécies parasitam os mais variados tipos de animais e em torno de 25 mil espécies são consideradas de vida livre. Entre as doenças humanas causadas por protozoários incluem-se a amebíase e a disenteria amebiana, a doença de Chagas – endêmica no Brasil – e as leishmanioses.

Figura 13 **Protozoários e euglena**

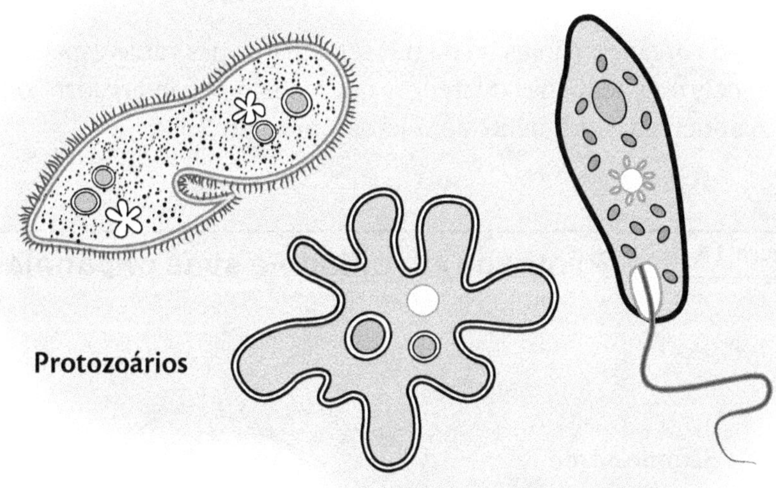

Euglena (alga unicelular)

A única célula de que são constituídos os protozoários é capaz de realizar todas as funções mantenedoras da vida, como alimentação, respiração, reprodução, excreção e locomoção. Para cada função existe uma organela própria. A seguir, alguns exemplos:

- **Cinetoplasto –** provavelmente é uma mitocôndria especializada, muito rica em DNA.
- **Corpúsculo basal –** base de inserção de cílios e flagelos.
- **Reservatório –** supõe-se que seja um local de secreção, excreção e ingestão de macromoléculas por pinocitose.
- **Lisossoma –** permite a digestão intracelular de partículas.

- **Aparelho de Golgi –** síntese de carboidratos e condensação da secreção proteica.
- **Retículo endoplasmático –** o liso faz a síntese de esteroides; o granuloso, a síntese de proteínas.
- **Mitocôndria –** produção de energia.
- **Microtúbulos –** movimentos celulares (contração e distensão).
- **Flagelos, cílios, membrana ondulante e pseudópodes –** locomoção e nutrição.
- **Axonema –** eixo do flagelo.
- **Citóstoma –** permite a ingestão de partículas.

Cada organela é mais ou menos semelhante nas várias espécies. Entretanto, ocorrem pequenas diferenças que podem ser observadas ao microscópio óptico ou unicamente ao microscópio eletrônico.

Figura 14 **Protozoário ciliado e suas organelas**

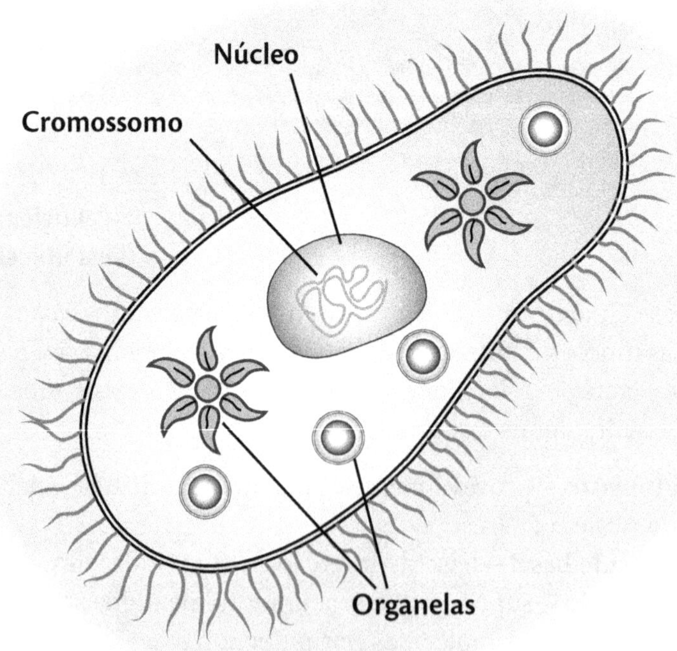

Quanto à morfologia, os protozoários apresentam grandes variações, conforme sua fase evolutiva e o meio a que estejam adaptados. Podem ser esféricos, ovais ou mesmo alongados. Alguns são revestidos de cílios, outros possuem flagelos, e existem ainda os que não possuem nenhuma organela locomotora especializada. Dependendo da sua atividade fisiológica, algumas espécies possuem fases bem definidas, a saber:

- **Trofozoíto –** é a forma ativa do protozoário, na qual ele se alimenta e se reproduz por diferentes processos.
- **Cisto ou oocisto** – é a forma de resistência ou inativa. O protozoário secreta uma parede resistente (parede cística), que o protegerá quando estiver em meio impróprio (ambiente externo, por exemplo) ou em fase de latência. Frequentemente, há divisão nuclear interna durante a formação do cisto. Os cistos podem estar em tecidos ou nas fezes dos hospedeiros. Já os oocistos são encontrados nas fezes do hospedeiro definitivo, por serem provenientes da fase de reprodução sexuada do protozoário.
- **Gameta –** é a forma sexuada, que aparece em algumas espécies. O gameta masculino é o microgameta e o feminino, o macrogameta.

Reprodução

Os protozoários apresentam dois tipos de reprodução: assexuada e sexuada. A reprodução assexuada pode se dar por:

- **Divisão binária (ou cissiparidade) –** a célula se divide em duas, originando células-filhas geneticamente idênticas.
- **Brotamento –** um broto se desenvolve no indivíduo e, após certo tempo, se desprende, passando a ter uma vida independente.
- **Endogenia –** formação de duas ou mais células-filhas por brotamento interno.
- **Esquizogonia –** divisão nuclear múltipla, seguida da divisão do citoplasma. Após a formação dos vários núcleos, uma pequena porção do citoplasma se concentra ao redor de cada núcleo. Com o rompimento da membrana da célula-mãe, uma única célula se separa em várias células-filhas.

Já a reprodução sexuada se dá por:

- **Conjugação –** união temporária de dois indivíduos com troca mútua de materiais nucleares.
- **Singamia (ou fecundação) –** união do microgameta (gameta masculino) e do macrogamxeta (gameta feminino), formando o ovo ou zigoto, que pode se dividir para formar certo número de organismos conhecidos como esporozoítos. Tortora destaca que o processo de formação de gametas recebe o nome de gametogonia e o processo de formação dos esporozoítos, esporogonia.

Digestão

Nas espécies de vida livre, há formação de vacúolos digestivos. As partículas alimentares são englobadas por pseudópodes, por meio de um processo denominado fagocitose, ou penetram por uma abertura preexistente na membrana, o citóstoma. Já no interior da célula ocorre a digestão, e os metabólitos são excretados por difusão através da membrana ou por expulsão dos resíduos sólidos através de vacúolos contráteis.

Figura 15

Digestão por fagocitose

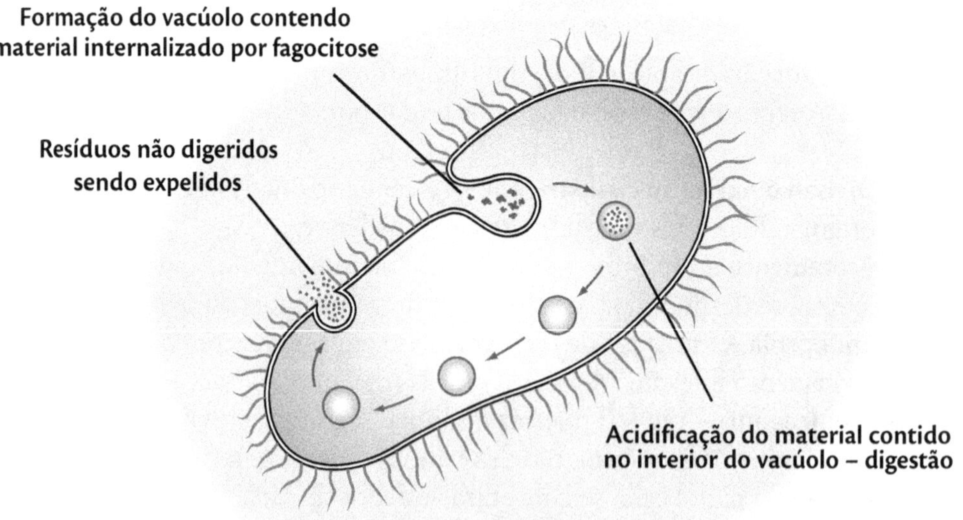

Respiração

No que diz respeito à respiração, os protozoários se classificam em dois tipos fundamentais:

- **Aeróbicos –** quando vivem em meio rico em oxigênio.
- **Anaeróbicos –** quando vivem em ambientes pobres em oxigênio.

Locomoção

A movimentação dos protozoários é feita com auxílio de uma das organelas descritas a seguir ou pela associação de duas ou mais delas:

- **Pseudópodes –** expansões citoplasmáticas transitórias que a célula emite para se locomover e capturar alimentos.
- **Flagelos –** prolongamentos da cutícula, formando filamentos longos. São dotados de movimentos ondulatórios e serpenteados, permitindo o deslocamento da célula e a captura de alimento.
- **Cílios –** têm as mesmas estruturas dos flagelos e se diferenciam por serem menores e aparentemente em grande número, movimentando-se em conjunto. Seus batimentos produzem uma corrente que facilita a captura de alimentos e a locomoção.

Figura 16 **Movimentação por pseudópodes**

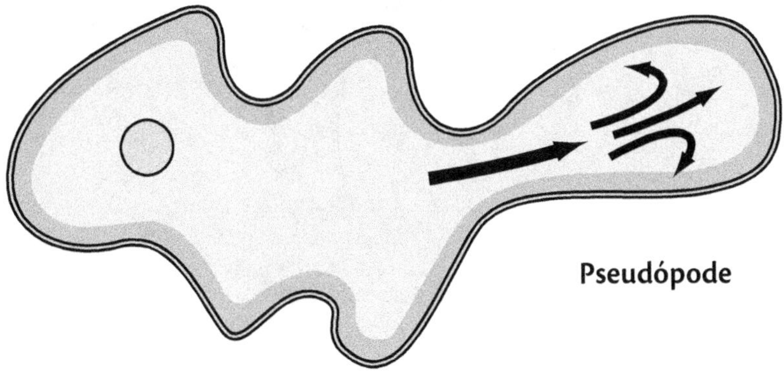

Como os protozoários compõem um grupo grande e diverso, os esquemas atuais de classificação das espécies em filos (que agrupam classes relacionadas filogeneticamente) e subfilos são baseados nas estruturas para locomoção presentes na superfície celular, estruturas para alimentação, estrutura nuclear e até na presença de bactérias simbióticas.

Para alguns autores, o sub-reino *Protozoa* é constituído por sete filos, dos quais os quatro citados a seguir têm importância na parasitologia humana:

- **Sarcomastigosphora** – com núcleos simples e presença de flagelos, pseudópodes ou ambos. Exemplos: Giárdia, *Trichomonas*, Tripanossoma, *Leishmania*, *Entamoeba histolytica*.

Figura 17 **Giárdia**

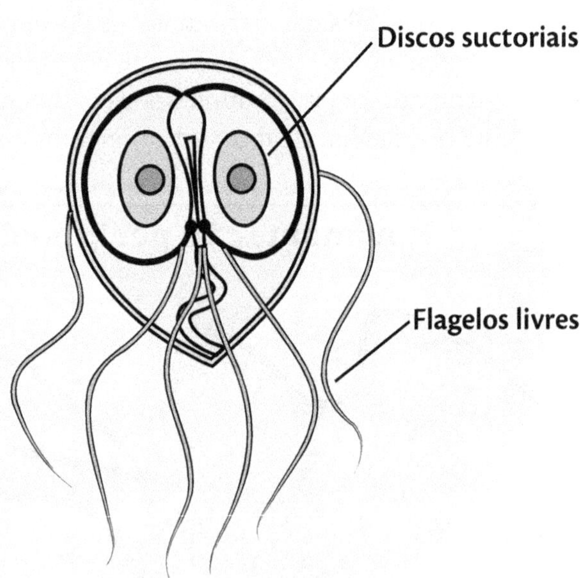

Figura 18

Trichomonas

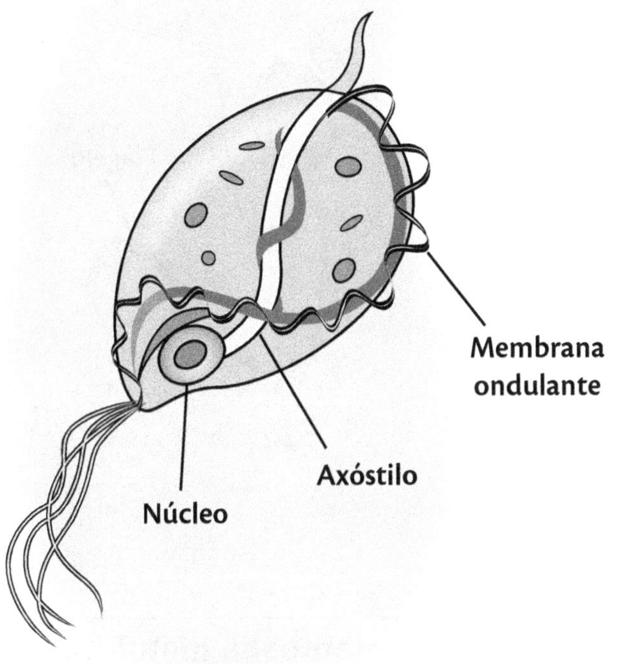

Figura 19

Tripanossoma

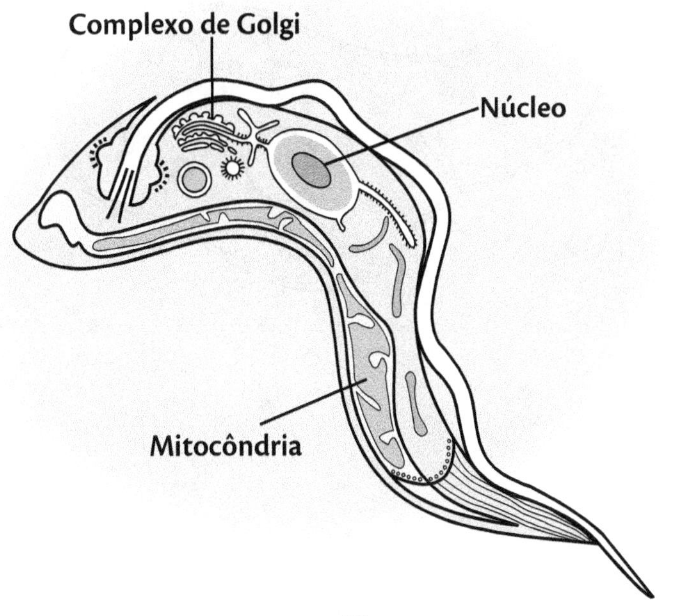

Figura 20

Leishmania

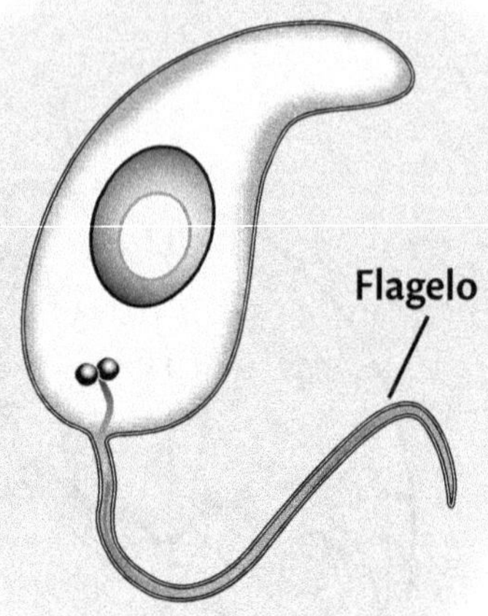

Figura 21

Entamoeba histolytica

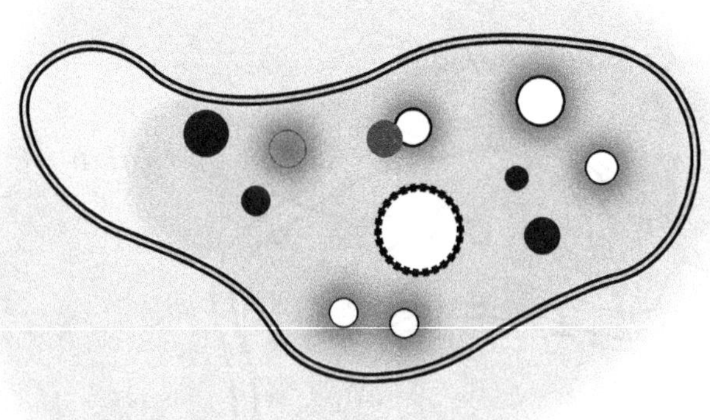

- **Apicomplexa –** possuem um conjunto de organelas especializadas em invadir células, o complexo apical. Apresentam ainda uma série de microtúbulos abaixo da membrana plasmática que possibilitam o movimento por deslizamento. Exemplos: Toxoplasma, *Sarcocystis*, *Isospora*, *Cryptosporidium* e *Cyclospora*.

Figura 22

Filo Apicomplexa

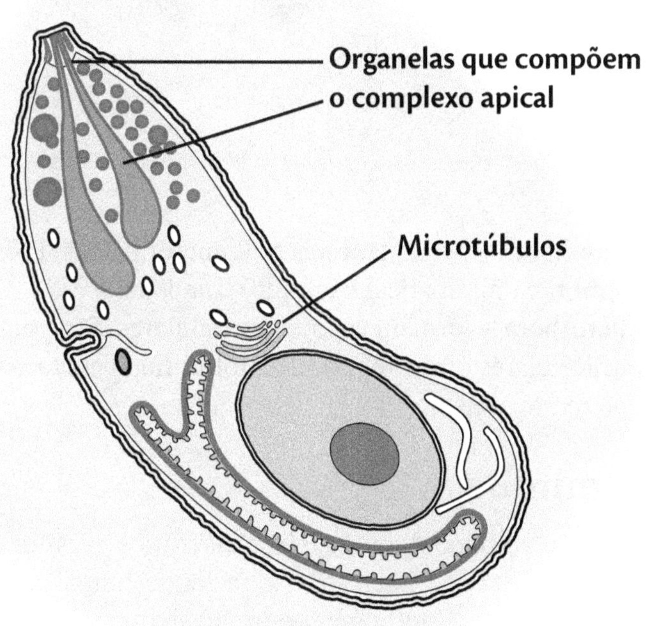

Figura 23 **Fase do Toxoplasma gondii (taquizoítos)**

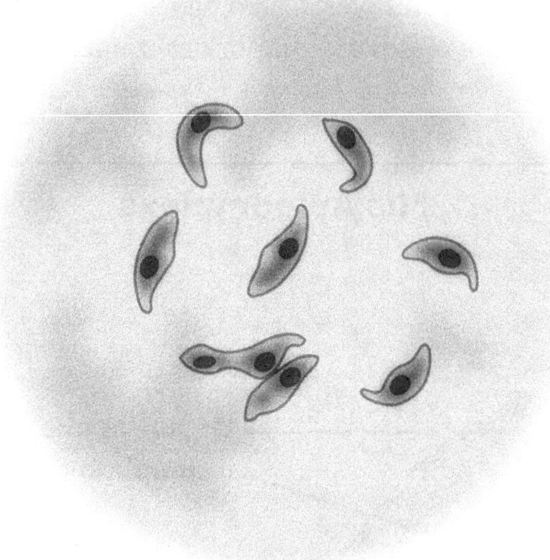

- **Ciliophora –** apresentam macro e micronúcleos. Possuem cílios na membrana plasmática. Exemplo: *Balantidium coli*.
- **Microspora –** formam esporos unicelulares. São parasitas intracelulares obrigatórios. Exemplos: *Encephalitozoon* e *Enterocytozoon*.

Helmintos

Pertencem ao reino *Animalia*, são metazoários e, assim como os protozoários, são parasitas de interesse para a saúde humana. A ocorrência de infecção por helmintos no homem é muito frequente e, em determinados casos, muito elevada. Cerca de 20% da população mundial está parasitada por ancilostomídeo, parasita causador da ancilostomose (o popular "amarelão"), por exemplo. A situação é semelhante em relação ao parasita *Ascaris lumbricoide* (ou lombriga). Essas infecções, em geral, resultam em danos para o hospedeiro, que se manifestam de formas variadas. No Brasil, a situação não é diferente. Cabe lembrar a figura do Jeca Tatu, personagem do escritor brasileiro Monteiro Lobato, que dizia: "O Jeca não é assim, ele está assim", em alusão à ancilostomose, que causa anemia (cansaço, pele amarelada e falta de apetite).

Os helmintos constituem um grupo muito numeroso, com dois filos de maior relevância em saúde pública: *Plathelmynthes* e *Nemathelmynthes*, que incluem espécies de vida livre (vivem somente no meio ambiente) e espécies parasitas (vivem dentro de um hospedeiro).

Filo Plathelmynthes

São parasitas achatados dorsoventralmente, desprovidos de sistema circulatório, digestivo e respiratório. Por outro lado, a maioria dos platelmintos é hermafrodita (possui aparelho reprodutor feminino e masculino) e conta com grande capacidade reprodutiva. Podem ser organismos de vida livre ou parasitária, e seus representantes estão divididos em diferentes classes. As classes *trematoda* e *cestoda* são as de maior interesse para a parasitologia médica.

Dentro da classe dos trematódeos encontramos parasitas achatados, com o corpo não segmentado e ventosas em sua cutícula, para fixação no organismo do hospedeiro. Dentre os trematódeos mais importantes em saúde pública está o *Schistosoma mansoni*, agente etiológico da esquistossomose, que se distingue por apresentar os sexos separados e, na fase adulta, habitar o sistema venoso do organismo do homem e dos animais.

Figura 24 **Schistosoma mansoni**

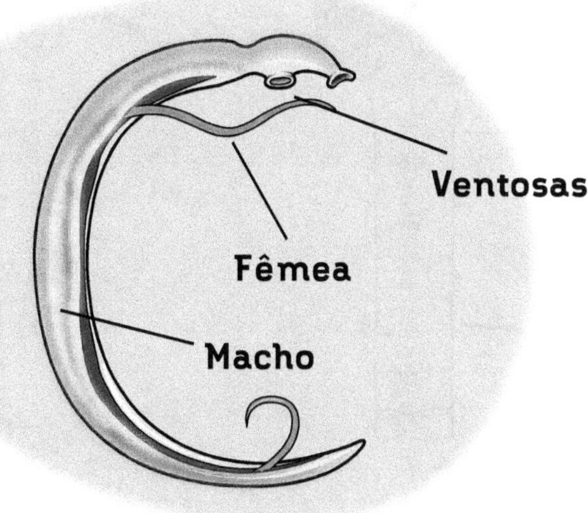

Na classe dos cestódeos estão as tênias (*Taenia solium* e *T. saginata*), parasitas popularmente conhecidos como solitária e causadores das doenças teníase e cisticercose – esta última somente quando a forma larvária da espécie *T. solium* ocorre em humanos. Outro cestódeo a mencionar, cuja importância tem aumentado bastante nos últimos anos, é o *Diphyllobothrium* latum, popularmente conhecido com "tênia do peixe", proveniente dos lagos frios do hemisfério Norte.

Um cestódeo típico apresenta o corpo constituído de três regiões distintas: na extremidade anterior, possui um órgão de fixação denominado escólex, provido de estruturas adesivas (ventosas, espinhos ou membranas); a segunda porção, o colo ou pescoço, liga o escólex ao corpo ou estróbilo, cujo formato é alongado, semelhante a uma fita, e dividido em segmentos, as proglotes. Cada proglote apresenta um sistema reprodutor hermafrodita, isto é, órgãos reprodutores masculinos e femininos, ocorrendo a chamada fecundação cruzada entre as proglotes do mesmo parasita.

Figura 25 **Cestódeo**

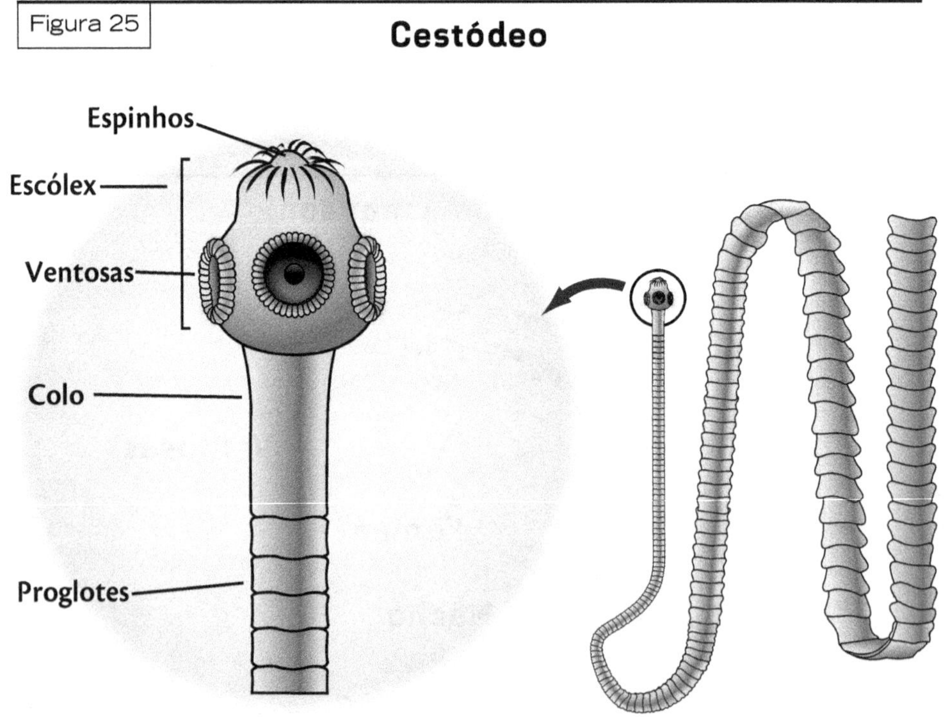

Figura 26 (A) **Taenia solium**, (B) **T. saginata** e (C) **Diphyllobothrium latum**

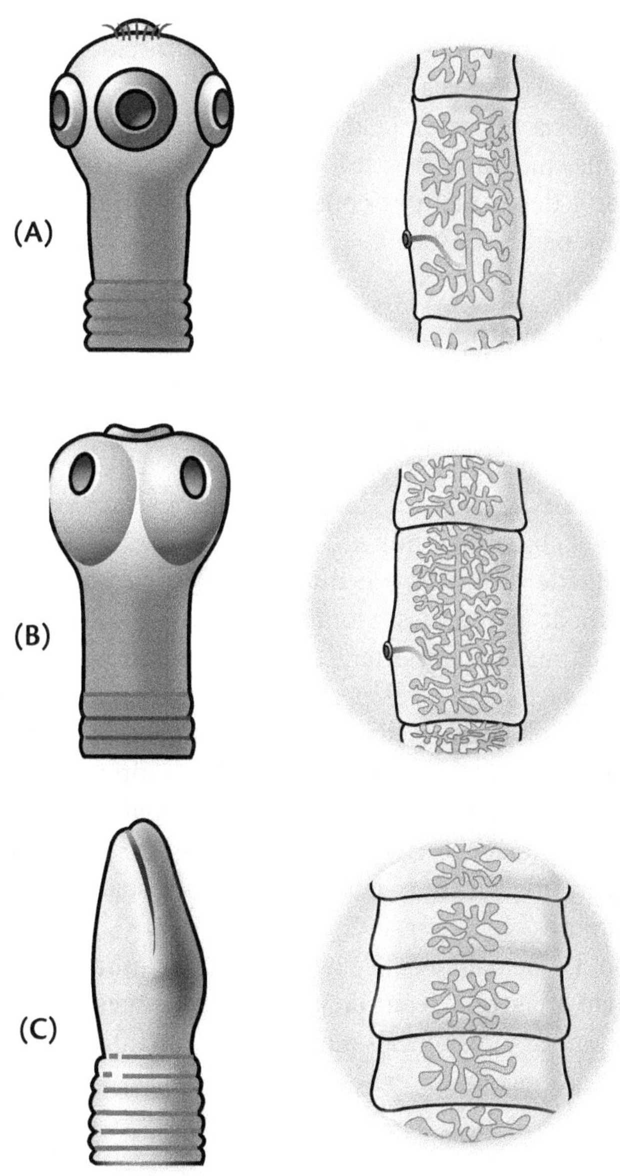

Todos os cestódeos são parasitas, possuem hospedeiros definitivos e intermediários em seu ciclo biológico e têm por hábitat, na fase adulta, o tubo digestivo dos seus hospedeiros definitivos. Nessa localização, eles podem permanecer mergulhados no conteúdo intestinal ou aderidos, por meio das estruturas contidas no seu escólex, entre as vilosidades da mucosa intestinal dos mesmos, ocasionando um processo inflamatório no local da aderência. A ausência de aparelho digestivo faz com que todo o material nutritivo seja absorvido pelo tegumento do parasita, que promove, dessa forma, uma imensa competição nutricional com o hospedeiro, ou seja, grande parte dos nutrientes contidos nos alimentos ingeridos pelo hospedeiro é destinada ao parasita.

Filo Nemathelmynthes

Dentre os representantes do filo *Nemathelmynthes*, somente os parasitas da classe *Nematoda*, os nematódeos, possuem importância dentro da parasitologia médica. Eles são parasitas redondos, afilados e apresentam uma das mais bem adaptadas organizações funcionais desenvolvidas pela natureza, fato percebido pelo número de espécies descritas (mais de 500 mil), pela variedade de meios em que vivem e pelo tamanho de suas populações. Cerca de 50 espécies já foram registradas como parasitas humanos, das quais algumas são importantes agentes causadores de doenças.

A forma típica é fusiforme, alongada e não segmentada. Nesse aspecto, a característica morfológica que mais distingue os parasitas é seu tamanho, que varia de 1 milímetro (ou menos) a 1 metro de comprimento. De maneira geral, os sexos são separados, e as fêmeas são sempre maiores que os machos. Os adultos fêmeas e machos vivem e copulam dentro do hospedeiro, de onde as fêmeas grávidas liberam seus ovos, que, por sua vez, são liberados no ambiente externo.

A evolução dos nematódeos, de ovo a parasita adulto, se dá através de quatro mudas larvárias, que determinam cinco diferentes formas larvárias, as quais se diferenciam das formas adultas pelo tamanho do corpo e pela ausência dos órgãos reprodutores.

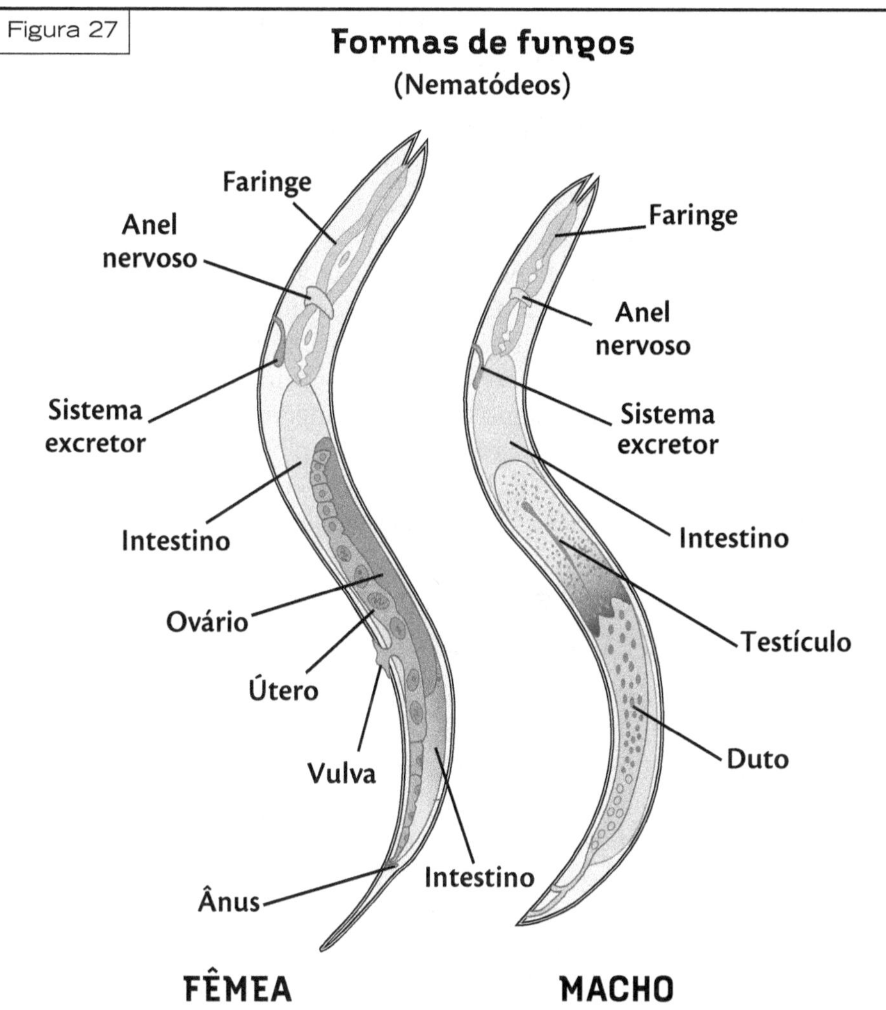

Figura 27 **Formas de fungos** (Nematódeos)

Todos os nematódeos possuem um sistema digestivo semelhante, composto por cavidade bucal (boca), esôfago, intestino, reto e ânus. A estrutura do sistema nervoso é basicamente a mesma em todas as espécies: constituída de um anel nervoso situado em torno do esôfago.

Quanto à forma de alimentação, os nematódeos podem ser descritos em quatro grupos:

- Os que vivem no interior do aparelho digestivo do hospedeiro e se nutrem do material existente na luz do órgão. Exemplo: *Ascaris lumbricoides*.
- Os que se alimentam da mucosa do tubo digestivo do hospedeiro, ou através dela, apesar de viverem na luz do órgão, e possuem uma cavidade bucal adaptada para a fixação à mucosa. Exemplo: *Ancylostoma duodenale*.
- Os que se alimentam penetrando parcialmente na mucosa intestinal, onde rompem o tecido e absorvem o material liquefeito (sangue, líquido inflamatório ou pus). Exemplo: *Trichuris trichiura*.
- Os que vivem em outros tecidos do hospedeiro, onde se alimentam promovendo o rompimento do tecido e ingerindo sangue, linfa, líquidos inflamatórios, entre outros. Exemplos: filárias humanas (*Wuchereria bancrofti* e *Onchocerca volvulus*) e larvas de alguns nematódeos intestinais (*Ascaris*, *Ancylostoma* e *Strongyloides*).

Transmissão de doenças por microrganismos

Como ponto de partida, as formas de contato que ocorrem na transmissão de doenças infecciosas e parasitárias podem ser classificadas em três grandes categorias: direta, indireta e específica.

A forma direta, como o nome sugere, se dá por contato direto do organismo doente com o organismo sadio, seja por ato sexual, beijo ou gotículas de saliva expelidas durante a tosse ou o espirro.

A forma indireta se dá pelo uso, por parte do indivíduo sadio, de objetos ou utensílios (copos, talheres, agulhas, lâminas de barbear etc.) usados e manuseados pelo indivíduo doente.

A forma específica ocorre quando os agentes de infecção ou infestação atingem um organismo (ser humano) através de outro organismo, denominado vetor (moscas, mosquitos, piolhos).

Quanto às vias de transmissão dessas doenças, podem ser considerados os seguintes veículos:

- **Pele** – por meio de lesões, ferimentos, arranhões, picadas de inseto e mordeduras de animais.
- **Ar** – pela inalação respiratória durante a aglomeração de indivíduos em ambientes com deficiência de circulação e renovação do ar.

- **Alimentos** – pela ingestão de alimentos (inclusive água) contaminados ou deteriorados que não estejam bem lavados ou cozidos.
- **Objetos** – por meio de objetos inanimados (fômites), como peças de vestuário, calçados, toalhas, utensílios, lâminas de barbear e instrumentais cirúrgicos (médicos e odontológicos).
- **Relação sexual** – pelo ato sexual com outro organismo contaminado com doença infecciosa ou parasitária.
- **Sangue** – por meio de transfusões de sangue e derivados ou por contaminação direta com o sangue e derivados.
- **Placenta** – ocorre diretamente da mãe para o filho, durante a vida intrauterina.
- **Vetores** – os artrópodes compõem o grupo mais importante de vetores de doenças que ocorrem em outros animais. Eles transmitem doenças por dois processos: transmissão mecânica, que é o transporte passivo de patógenos nas patas do inseto ou outras partes do seu corpo; ou transmissão biológica, um processo ativo e mais complexo em que o artrópode pica uma pessoa ou animal infectado e ingere parte do sangue contaminado – os patógenos, então, se reproduzem no vetor, e o aumento do número dos patógenos eleva a possibilidade de que sejam transmitidos para outro organismo.

Assim, ao planejar medidas preventivas de transmissão de doenças comuns em determinadas regiões, a equipe de saúde precisa conhecer profundamente o modo de viver do agente e do hospedeiro (homem), bem como aprender com a cultura popular para que as soluções, ao serem compartilhadas, sejam efetivas.

Parte 2

O DESEQUILÍBRIO SOCIOAMBIENTAL E O ADOECER

INTRODUÇÃO

Circulamos em diversos tipos de ambientes: casa, escola, igreja, transporte coletivo, áreas de lazer, serviços de saúde e local de trabalho. Esses ambientes vêm sofrendo constantes modificações decorrentes da velocidade dos avanços tecnológicos, por vezes incompatíveis com a adaptação do homem aos novos espaços de convivência, limitados pelo mundo produtivo. Assim, a aglomeração de pessoas perto de rios, lagoas e mares, sem observar a ordenação urbana, devasta áreas florestais e contamina o sistema hídrico das cidades. Por sua vez, nas áreas de maior desenvolvimento industrial e comercial, os problemas começam na poluição decorrente da emissão de poluentes no ar e nos rios, bem como nas relações interpessoais.

Essa distribuição demográfica desordenada gera desgastes que submetem as pessoas a fatores que determinam um processo insidioso de adoecimento. Por outro lado, com o crescimento da economia mundial e o novo paradigma de acumulação produtiva, verificou-se o aumento dos estímulos mórbidos nos ambientes de trabalho: sobrecarga, repetição de tarefas, competição e desconforto.

No ambiente de trabalho na área de saúde, esses estímulos são potencializados pelo manuseio de material biológico e substâncias tóxicas, bem como pela exposição a agentes físicos (radiação, ruído, vibração) e químicos. Na verdade, os ambientes de convivência, seja no trabalho, no lar ou na comunidade, são muito diversos e representam um conjunto de dimensões que se referem não somente ao ambiente físico propriamente dito, mas também à organização do trabalho ou das relações entre os seres vivos naquele local.

Nesta parte do livro discutiremos a propagação de doenças no local de convivência das pessoas sob uma perspectiva da manutenção de ambientes saudáveis, tendo como referência a água, o solo, o ar e os contatos interpessoais. O hospital é um dos espaços que merecerá destaque por ser considerado um local de práticas profissionais que contribuem para a disseminação de microrganismos, algo que pode ser controlado a partir de práticas de redução dos índices de infecção.

Capítulo 1

INFLUÊNCIAS DO MEIO NO PROCESSO SAÚDE-DOENÇA

O processo saúde-doença, bem como seus desfechos, é influenciado por diversos fatores – biológicos, psicossociais, culturais, ambientais, sociais, entre outros – determinantes das condições que podem predispor o indivíduo a um resultado positivo (bem-estar, cura) ou a um resultado negativo (doença, sequela, morte). É importante compreender que tais fatores interagem, tornando os indivíduos mais ou menos vulneráveis a certos tipos de agravos à saúde.

O papel do meio ambiente

Muitos pesquisadores têm procurado "destrinchar" a trama de relações entre os diversos fatores que influenciam o processo saúde-doença. Durante a 8ª Conferência Nacional de Saúde, realizada em 1986, essa discussão foi aprofundada, resultando na elaboração de um conceito de saúde mais amplo, com o objetivo de associar aos fatores biológicos outros fatores relacionados às condições de vida e trabalho, como desemprego, água e esgoto, acesso a serviços de saúde, habitação, produção agrícola e de alimentos, educação e ambiente de trabalho, redes sociais e comunitárias, estilo de vida dos indivíduos, idade, sexo e fatores hereditários.

Figura 28

Fatores determinantes do processo saúde-doença

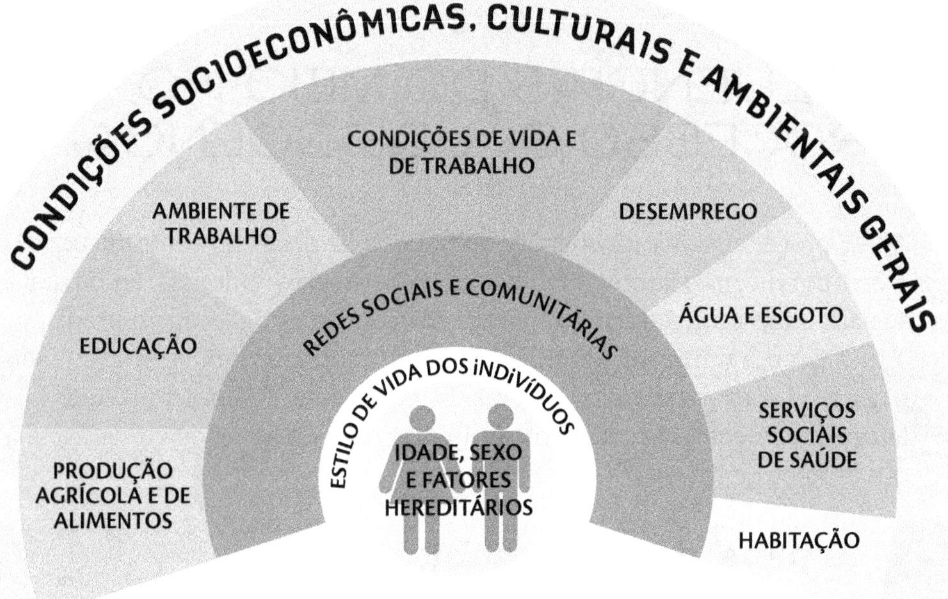

Desequilíbrios nos diversos tipos de ambiente onde o ser humano transita – seja social, de trabalho, dos serviços de saúde e outros – estão intimamente relacionados a fatores que favorecem a persistência das doenças transmissíveis. Ao contrário do que se possa imaginar, as doenças infecciosas não são eventos inesperados. As cadeias de transmissão desse grupo de agravos já são bastante conhecidas, assim como os fatores responsáveis pela sua manutenção, dos quais se destacam o processo de urbanização acelerado sem a correspondência de uma infraestrutura urbana adequada, o desmatamento, a ampliação de fronteiras agrícolas, os processos migratórios e as alterações no ambiente.

O RDH de 2007/2008 aponta que cerca de 45 milhões de habitantes da América Latina e do Caribe não têm acesso à eletricidade. Desses, aproximadamente a metade vive na Bolívia, no Haiti, em Honduras, Nicarágua e Peru. Enquanto eles estão no escuro, os países mais ricos vêm aumentando suas contas de luz. E o relatório prossegue: se cada pessoa pobre do planeta adotasse o mesmo padrão de consumo de energia dos alemães ou ingleses, seriam necessários quatro planetas para absorver a poluição. O número de planetas aumenta para nove quando essa comparação é feita com um habitante médio dos Estados Unidos ou do Canadá.

Outro fator que interfere no processo de adoecimento é apontado pelo RDH do ano de 2006. Esse documento faz sérias advertências relacionadas às alterações no clima da Terra. A ação do homem no decorrer do século XX aumentou em cerca de 30% a presença de gases do efeito estufa na atmosfera em comparação com a era pré-industrial. Essas mudanças representam uma ameaça sem precedentes ao desenvolvimento humano.

Em sua edição de 2007/2008, o RDH afirma ainda que "a mudança do clima pode aprofundar a divisão entre ricos e pobres em toda a América Latina e no Caribe, ameaçando paralisar e reverter os avanços em saúde e educação dos mais vulneráveis".

Ao longo do século passado, a temperatura da Terra elevou-se em 0,7°C. Parece pouco, mas esse aquecimento já está alterando o clima no planeta, e a velocidade dessa mudança vem aumentando. Os dez anos mais quentes ocorreram de 1994 para cá, tendo sido a década de 1990 a mais quente desde o século XIV.

O progresso trouxe consigo algumas consequências negativas, dentre as quais a poluição, cujos danos têm repercussões tanto locais como planetárias. Poluição é a introdução no meio ambiente de organismos patogênicos, substâncias tóxicas ou radioativas prejudiciais aos seres vivos. Pode afetar diretamente a saúde da espécie humana, assim como o equilíbrio de diversos ecossistemas. A poluição é, portanto, uma agressão ao ambiente e à vida. Sempre que resíduos (sólidos, líquidos ou gasosos) produzidos por microrganismos ou lançados pelo homem na natureza são emitidos em quantidade maior do que o ambiente tem capacidade de absorver, há poluição.

A poluição pode ser dividida em três subgrupos: do ar, da água e do solo.

- **Poluição do ar (ou poluição atmosférica) –** caracteriza-se pela presença de gases tóxicos e partículas sólidas no ar. A energia necessária para o funcionamento de indústrias, usinas geradoras de eletricidade e meios de transporte tem sido gerada, principalmente, pela queima de combustíveis fósseis (carvão mineral e derivados do petróleo). Os gases resultantes dessa queima formam uma camada de poluição na atmosfera e são responsáveis pelo efeito estufa. A concentração de calor é responsável por mudanças climáticas importantes.

O impacto do aquecimento global sobre as doenças infecciosas representa um desafio complexo a ser enfrentado em um futuro próximo. Em 2007, o tema foi incluído pela primeira vez nos discursos de abertura da Conferência Anual sobre Agentes Antimicrobianos e Quimioterapia (ICAAC), realizada nos Estados Unidos.

A poluição atmosférica é responsável, ainda, pelo aparecimento e pela expansão do buraco na camada de ozônio que envolve a Terra, que a protege de várias radiações, dentre elas a radiação ultravioleta – principal fator de risco para o câncer de pele.

Várias doenças do aparelho respiratório – como a bronquite crônica, a rinite alérgica e a asma – estão relacionadas à poluição do ar. Algumas pesquisas brasileiras têm se voltado para estudar os efeitos da poluição sobre a saúde, revelando associação, por exemplo, entre poluição atmosférica e mortalidade infantil, mortalidade em idosos, além de hospitalizações em crianças e adultos por causas respiratórias.

- **Poluição da água –** rios e lagos recebem dejetos de toda natureza vindos de casas e indústrias. O RDH de 2006 informa que, na América Latina, menos de 14% dos excrementos humanos recebem tratamento, sendo o restante despejado diretamente nos rios e lagos ou abandonado, infiltrando-se no solo e contaminando águas subterrâneas. O consumo de alimentos e produtos poluídos por formas de produção inadequadas gera a contaminação bacteriológica e o comprometimento da saúde humana.

Outro fator importante é o petróleo, um dos maiores poluentes dos oceanos. Acidentes com navios, geralmente responsáveis pelo derramamento de petróleo na água, representam um grave problema ambiental.

- **Poluição do solo** – vital para a manutenção de todos os seres vivos do planeta, o solo também sofre com o processo de degradação ambiental de várias formas. O uso intensivo e/ou inadequado de adubos químicos, as atividades de mineração, a agricultura predatória, o desmatamento e as queimadas são algumas das atividades que causam prejuízos.

Quando o solo está poluído, os vegetais são contaminados e, uma vez consumidos, trazem risco para a saúde. Os produtos químicos usados na agricultura com o objetivo de destruir pragas – os agrotóxicos – são os principais poluentes do solo.

O lixo produzido por fábricas e residências depositado em "lixões" também pode produzir graves danos ambientais. A princípio, os aterros sanitários representam uma alternativa que permite o controle da poluição e a proteção da saúde das populações. No entanto, o lixo depositado – mesmo estando sob o solo, em espaços "preparados" para esse fim – pode vazar e promover a contaminação. A decomposição da matéria orgânica presente no lixo gera o chorume, líquido altamente poluidor e que nem sempre tem destino/tratamento adequado.

Além disso, outro problema decorrente dos aterros é o fato de não haver processo de seleção do lixo. Nessa situação, o lençol freático – camada do solo cujos espaços porosos são preenchidos por água – pode ser contaminado, uma vez que produtos perigosos são aterrados juntamente com lixo comum.

Vigilância ambiental e promoção da saúde

As ações de vigilância ambiental abrangem os fatores do ambiente que interferem na saúde humana. Nesse caso, a suscetibilidade não pode ser tratada como um atributo individual, mas como uma qualidade derivada do conjunto de relações complexas entre a sociedade e o ambiente.

A OPAS define vigilância ambiental em saúde como "um conjunto de ações que proporcionam o conhecimento e a detecção de qualquer mudança nos fatores determinantes e condicionantes do meio ambiente que interferem na saúde humana, com a finalidade de recomendar e adotar as medidas de prevenção e controle dos fatores de riscos e das doenças ou agravos relacionados à variável ambiental".

Não é possível pensar em vigilância e controle de riscos ambientais para a saúde sem envolver ações de caráter intersetorial, ou seja, incluir aspectos como educação, assistência social, habitação, saneamento, cultura, lazer e trabalho. Tais ações têm seu foco nos fatores de risco biológico e não biológico.

As ações de vigilância voltadas para os fatores de risco biológico envolvem o controle de:

- Vetores transmissores de doenças (*Anopheles*, *Aedes aegypti*, *Culex*, Flebótomos e *Triatomíneos*).
- Hospedeiros e reservatórios (caramujos, cães, gatos, morcegos, roedores, saguis, raposas, suínos, bovinos e aves) de doenças como raiva, leishmaniose, equinococose, leptospirose, peste, doença de Chagas, sarna e toxoplasmose.
- Animais peçonhentos (serpentes, escorpiões e aranhas).

A vigilância de vetores envolve captura, identificação e levantamento de índices de infestação, tratamento de imóveis com focos de mosquitos, além do mapeamento das áreas de risco (criadouros) e um trabalho de educação e saúde junto à população.

A vigilância de hospedeiros e reservatórios requer estimativa da população animal, mapeamento das áreas de risco e identificação de hospedeiros e reservatórios potenciais. Para controle destes, são recomendados captura e eliminação, vacinação canina e felina, eliminação e controle de criadouros e ações voltadas para educação e saúde.

As ações de vigilância e controle de fatores de risco não biológico estão voltadas para:

- Contaminantes ambientais.
- Qualidade da água para consumo humano.
- Qualidade do ar.
- Qualidade do solo, incluindo resíduos tóxicos e perigosos.
- Desastres naturais e acidentes com produtos perigosos.

A identificação precoce de situações de risco decorrentes de contaminação ambiental (ar, água ou solo) favorece a redução da incidência de agravos como cólera, febre tifoide, diarreia e gastrenterites, hepatites virais, helmintíases, esquistossomose, infecções respiratórias e intoxicações diversas.

A vigilância e o controle da potabilidade da água, ou seja, da qualidade e quantidade consumida, tem papel fundamental na saúde. Apesar de o planeta dispor de fontes de água suficientes para fins domésticos, para a indústria e a agricultura, em pleno século XXI uma em cada cinco pessoas residentes em países em desenvolvimento – cerca de 1,1 bilhão de pessoas – não tem acesso a água potável. Adicionalmente, cerca de 2,6 bilhões de pessoas não têm acesso a saneamento básico. O fator de exclusão para o acesso é a pobreza que, somada a outras carências, torna ainda mais vulnerável uma parcela significativa da população mundial.

A situação do rio Tietê, em São Paulo, é um exemplo da gravidade desse problema no Brasil. Cronicamente poluído por esgoto não tratado, dejetos e altas concentrações de chumbo, cádmio e outros metais pesados, o rio não traduz uma situação isolada. A poluição da água afeta o ambiente, ameaça a saúde das populações e reduz o fluxo de água disponível para consumo humano.

A má qualidade do ar e do solo representa um risco potencial para a saúde humana. O monitoramento de substâncias químicas e agentes físicos exige a identificação e o acompanhamento das áreas contaminadas. Ações integradas, a partir de uma reflexão sobre as especificidades de cada local (ar, superfície do solo e subsolo), exigem a participação do governo e da sociedade.

Uma visão abrangente da relação entre saúde e ambiente requer a participação e a capacitação de indivíduos aptos a conhecer e controlar os fatores determinantes da própria saúde. Nesse sentido, cabe ao setor de saúde o controle sistemático de fatores ambientais que possam ocasionar risco. Articular ações de promoção, prevenção e assistência não é tarefa simples. Não estão disponíveis sistemas de informação que cumpram esse papel, e há interesses diversos, nem sempre conciliáveis, que devem ser considerados. Vigilância ambiental é responsabilidade de todos: governo, empresários, pesquisadores, trabalhadores e população em geral. Àqueles que têm a prevenção de doenças como objeto de trabalho, cabe desenvolver uma visão ampla e vigilante sobre o entorno que os cerca: poluição ambiental (água, ar, lixo, esgoto), áreas de risco, nascimentos e mortes, estado nutricional, doenças imunopreveníveis, resultados de laboratório, comunicantes de pessoas doentes etc.

O padrão de ocorrência das doenças e a mortalidade refletem as condições de vida das populações. Portanto, a melhoria da qualidade de vida de um ou mais grupos de uma mesma população pode ser responsável pela interrupção da cadeia de transmissão de doenças ou pela redução da suscetibilidade do hospedeiro.

Nesse processo investigativo, interessa desvendar por que ocorrem agravos à saúde e como preveni-los. Para isso, é necessário conhecer onde, quando e em que grupos esses agravos são mais frequentes. Por meio da vigilância, tem-se acesso a essas informações. O foco é informação para ação. Quanto melhor a qualidade da informação disponível, mais eficazes serão as medidas tomadas.

Medidas de prevenção e controle

No Brasil, existe um conjunto de medidas de prevenção e controle para um grande número de doenças transmissíveis. A poliomielite e a varíola, por exemplo, foram erradicadas graças ao fortalecimento de estratégias focadas na interrupção da cadeia de transmissão. O sarampo também já é uma doença considerada eliminada.

O objetivo da vigilância em saúde é interromper a cadeia de transmissão e prevenir novas ocorrências do agravo infeccioso. A cadeia é formada por elos, como uma corrente, que representam o agente causador de doença, a suscetibilidade do hospedeiro, o reservatório, a porta de entrada no hospedeiro, a porta de saída do agente e o modo de transmissão do agente. Em princípio, ao se romper um dos elos dessa cadeia, é possível cessar a transmissão. Para tanto é necessária a criação de um vínculo entre o profissional de saúde e o indivíduo, de modo que os elos na cadeia sejam evidenciados. Assim podemos inserir a noção de acolhimento individual e coletivo como elemento de conexão de conversas, perguntas e escuta profissional para análise do conjunto de fatores responsáveis pelo adoecer.

Figura 29 **Cadeia do processo infeccioso**

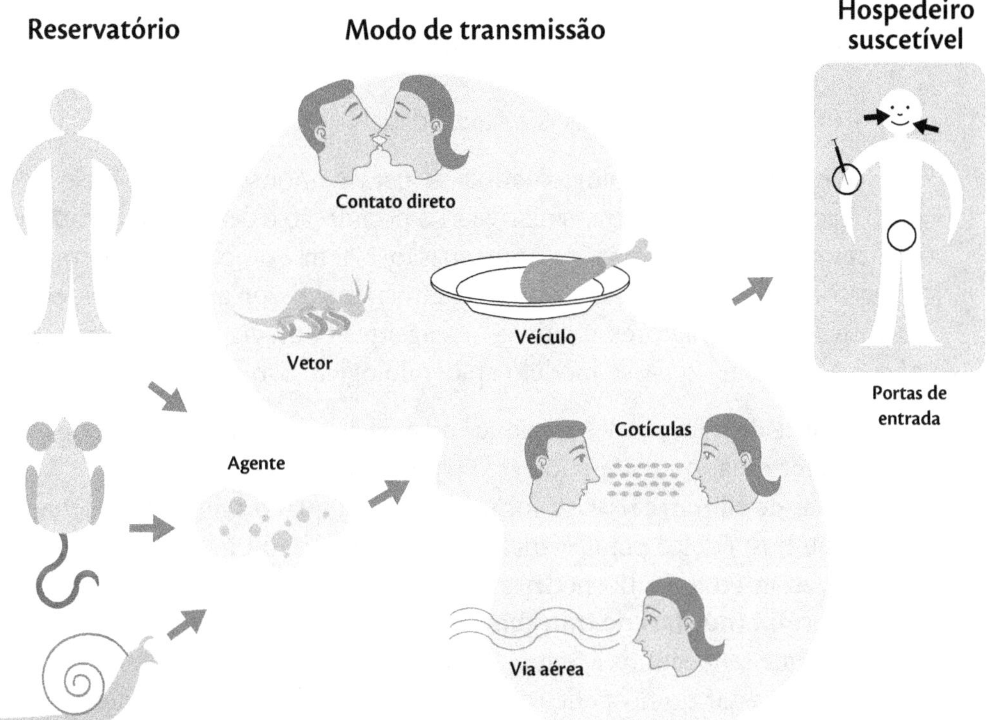

Dessa forma, algumas perguntas precisam ser respondidas quando se faz necessário definir se, de fato, estamos lidando com uma doença transmissível:

- Quais os hábitos da pessoa acometida pela doença?
- Como a doença foi contraída? Qual a via de transmissão?
- Há outros casos da doença investigada?
- A doença sob investigação ainda pode ser transmitida para outras pessoas? Quais são os grupos sob risco?
- Diante das evidências, trata-se, de fato, de um caso da doença suspeita, isto é, o diagnóstico está correto?

Nessa investigação algumas pistas são essenciais:
- Modos de transmissão (respiratória, sexual etc.).
- Fonte de contágio (água, alimentos, solo etc.).
- Período de incubação do agente.
- Características biológicas e sociais do hospedeiro (faixa etária, sexo, cor da pele etc.).
- Presença de outros casos na localidade.

O modelo epidemiológico adotado para demonstrar o processo de propagação das doenças transmissíveis na população é denominado cadeia epidemiológica ou cadeia de transmissão e tem como objetivo traçar a trajetória do agente desde o hospedeiro transmissor até o hospedeiro suscetível. Alguns fatores relativos aos agentes etiológicos são relevantes para a compreensão desse modelo epidemiológico. São eles:

- **Fonte de infecção –** é qualquer hospedeiro vertebrado que abriga determinado agente etiológico e pode transmiti-lo.
- **Vias de eliminação –** é a forma através da qual o agente abandona seu hospedeiro para alcançar o meio externo (ou meio ambiente) e, assim, o novo hospedeiro.
- **Formas (ou vias) de transmissão –** são os diversos mecanismos de que se valem os agentes etiológicos das doenças transmissíveis para passar do hospedeiro infectado (fonte de infecção) a outro suscetível.
- **Portas de entrada –** são os pontos ou locais de penetração do agente etiológico no novo hospedeiro. Mesmo que um mesmo agente possa utilizar diferentes portas de entrada, sempre existe uma considerada a mais importante ou a principal.

Capítulo 2

DOENÇAS, AGENTES E FORMAS DE TRANSMISSÃO

A prevenção e o controle das doenças em determinado meio pressupõem, em primeira instância, o conhecimento dos agentes patogênicos e das formas de transmissão. No entanto, a coleta de dados, a implantação de medidas de combate e a divulgação das informações sobre as doenças são elementos igualmente fundamentais para a prevenção e o controle, por determinarem ações de vigilância e alianças entre o conhecimento científico e as políticas públicas. A vigilância em saúde se estabelece em três frentes: epidemiológica, sanitária e ambiental. Cada qual tem atribuições distintas, mas são indissociáveis. Para melhor entendimento dessas ações, faz-se necessário entender alguns conceitos do campo da epidemiologia.

Formas de transmissão e portas de entrada

A diversidade de mecanismos utilizados pelos agentes etiológicos para passar de um hospedeiro a outro está relacionada às características de cada agente e, consequentemente, às patologias que esses agentes acarretam no hospedeiro suscetível. Agentes frágeis, por exemplo, têm de utilizar mecanismos rápidos de transferência, capazes de lhes garantir a sobrevivência durante o processo de transmissão. Por outro lado, agentes dotados de resistência às condições adversas, ocorridas fora do organismo do hospedeiro, podem se utilizar de recursos que os obriguem a permanecer no ambiente por mais tempo. Existem, ainda, os agentes que necessitam de um período de permanência no ambiente externo para que seu ciclo biológico se complete, como é o caso da maioria dos helmintos.

Contágio, por definição, é o mecanismo de transferência ou transmissão rápida do material infectante fresco desde a fonte de infecção até o novo hospedeiro, ocorrendo sempre a presença de ambos os hospedeiros no mesmo espaço e tempo. Tal transmissão pode ser realizada de forma direta ou indireta.

A transmissão direta ocorre quando há, efetivamente, um contato entre as superfícies dos organismos dos hospedeiros infectado (fonte da infecção) e suscetível (novo hospedeiro), estando neste último o ponto por onde o agente irá penetrar. Não se observa, então, relacionamento do agente com o meio externo, o que é bastante eficiente na transmissão de agentes frágeis, como os vírus. Contatos sexuais, mordedura, arranhadura, beijo, amamentação, contatos por atividades profissionais, entre outros, são exemplos dessa modalidade de transmissão que ocorre em doenças como raiva, brucelose, DSTs (doenças sexualmente transmissíveis), esporotricose e candidíase. Inclui-se ainda nessa categoria a transmissão vertical, ou seja, da mãe para o filho, seja durante a vida intrauterina ou no parto.

A autoinfecção endógena é outro exemplo de mecanismo de transmissão direta realizado por alguns agentes. É bastante específico, sendo observado, por exemplo, quando um indivíduo portador de* Taenia solium *transmite a si próprio a cisticercose ao sofrer um processo de retroperistaltismo, ou seja, refluxo do conteúdo intestinal ao estômago. Sendo o suco gástrico essencial ao desencadeamento do processo de patogenia da cisticercose humana, os ovos de* T. solium *que chegarem ao estômago, ao retornarem ao intestino, irão se romper, liberando o embrião que se transforma no cisticerco.

Outra forma de autoinfecção é a contaminação da boca pela mão mal higienizada após utilização do sanitário, promovendo a passagem dos ovos diretamente para o tubo digestivo.

Na transmissão indireta, há a presença de algum veículo de transmissão que torna dispensável o contato direto entre a fonte de infecção e o hospedeiro suscetível. As gotículas e os aerossóis emitidos pelo doente ao falar, tossir ou espirrar, bem como os fômites (qualquer objeto inanimado ou substância capaz de absorver, reter e transportar organismos contagiantes ou infecciosos de um indivíduo a outro), representados por instrumentos cirúrgicos, seringas, agulhas, objetos de uso pessoal, entre outros, são exemplos de importantes veículos de transmissão de agentes de doenças. Cabe ressaltar que a transmissão pelo ar (aerossóis) se caracteriza como transmissão indireta apenas nos casos em que ocorre a presença dos indivíduos no mesmo ambiente, configurando um relacionamento mais estreito entre eles. É o que ocorre nas grandes aglomerações ou nos sistemas de criação de animais confinados, que propiciam um excelente mecanismo de transferência para agentes patogênicos do trato respiratório.

A caracterização da forma de contágio/transmissão é de grande importância para a indicação de recomendações de natureza higiênica e sanitária. Entretanto, é preciso entender que o mesmo agente pode utilizar-se de mais de uma maneira de chegar até o hospedeiro suscetível e que existem outras modalidades de transmissão indireta:

- **Veículo comum –** o agente etiológico é transferido por fonte única, como a água, os alimentos e o ar. Pode ser resultante de exposição única ao agente ou exposições continuadas por determinado período de tempo. As infecções alimentares e o cólera (transmissão pela água) são exemplos de doenças transmitidas por veículo comum.
- **Propagação de pessoa a pessoa –** quando o agente é disseminado através do contato entre indivíduos infectados e suscetíveis, seja por via respiratória (por exemplo, sarampo), oral-anal, genital (por exemplo, Aids), ou por vetores (por exemplo, leishmaniose, malária e doença de Chagas).

Níveis toleráveis de parasitas nas pessoas

Nem sempre a presença de um parasita em um hospedeiro indica que esteja ocorrendo uma ação patogênica. Entretanto, essa ausência de patogenicidade excluiria o agente do conceito de parasita e o definiria como comensal. Dessa forma, quando ocorre a ausência de patogenicidade, ela é de curta duração e, muitas vezes, dependente da fase evolutiva do parasita.

Em geral, os distúrbios decorrentes do parasitismo são de pouca intensidade, porque há uma tendência de equilíbrio entre a ação do parasita e a capacidade de resistência do hospedeiro. A doença parasitária é um "acidente", que ocorre em consequência de um desequilíbrio entre hospedeiro e parasita.

Apesar disso, não há um nível considerado tolerável de parasitas dentro do organismo do hospedeiro, ou seja, mesmo assintomático, o indivíduo é considerado parasitado, sendo, portanto, recomendado o tratamento antiparasitário. Essa medida visa, inclusive, minimizar a contaminação ambiental com formas parasitárias (ovos de helmintos, por exemplo), pois também não existe uma mensuração da quantidade considerada "normal" de parasitas no ambiente.

Um exemplo do desequilíbrio ambiental na manifestação e incidência de doenças é a tuberculose. O desenvolvimento da doença está intimamente relacionado às condições socioeconômicas do indivíduo infectado pelo bacilo de Koch. Nesse sentido, devem ser consideradas suas condições de habitação, alimentação, transporte e trabalho.

Na verdade, mesmo com a vacinação, a tuberculose nunca foi adequadamente controlada como outras infecções (por exemplo, varíola e poliomielite). Apesar do grande desenvolvimento dos agentes antimicrobianos a partir da segunda metade do século XX, atualmente vem ocorrendo um aumento nos índices da tuberculose (incluindo sua mortalidade) em razão do aparecimento de cepas do bacilo de Koch multirresistentes e também das condições socioeconômicas desfavoráveis, que afetam as populações vulneráveis em diversas áreas geográficas mundiais, incluindo países dos mais aos menos desenvolvidos.

A tuberculose é uma infecção bacteriana cujas principais lesões localizam-se nos pulmões, podendo chegar aos ossos, rins e a outros órgãos. O agente causador é o **Mycobacterium tuberculosis**, *originalmente cultivado e relacionado à doença pelo médico alemão Robert Koch, em 1882. Por essa razão, o microrganismo também é conhecido como bacilo de Koch. O desenvolvimento da tuberculose está intimamente relacionado às condições socioeconômicas e ao estilo de vida do indivíduo infectado pelo bacilo – por isso é considerada uma doença da pobreza e da boemia. O fato de determinar altas taxas de mortalidade nas populações de diversas áreas geográficas, principalmente na era pré-antibióticos, fez com que fosse chamada de "peste branca", por analogia com a "peste negra" (bubônica), que também havia dizimado populações de diversas cidades europeias na época medieval.*

O diagnóstico precoce da doença e o tratamento imediato e controlado dos doentes com antimicrobianos, bem como o controle de seus comunicantes, são medidas fundamentais na prevenção da tuberculose. Quando não tratada adequadamente, a infecção pode evoluir para deficiência respiratória, lesões nas meninges, no coração, no fígado, nos ossos e nas articulações.

Vigilância em saúde

Historicamente, a maneira de se pensar vigilância assume vários formatos que demonstram a concepção predominante de saúde de cada época. A ideia de vigilância epidemiológica é a mais antiga de todas e referiu-se, durante muito tempo, apenas às doenças infecciosas.

A vigilância sanitária nasceu com outro propósito: a ela competia o controle de inúmeros aspectos relacionados à saúde – como alimentos, bebidas, medicamentos, cosméticos, produtos de higiene pessoal, agrotóxicos, prestação de serviços (creches, bancos de órgãos, serviços médico-hospitalares etc.) e saneamento do meio ambiente (portos, aeroportos etc.). Enfim, tudo aquilo que não se referia especificamente a determinado agravo caberia à vigilância sanitária, que tinha, inclusive, poder de polícia. Já a vigilância ambiental estaria voltada para os fatores presentes no meio ambiente que interferem na saúde do homem.

Após a reflexão de que a vigilância não poderia ser pensada de forma segmentada e estática, e sim envolvendo ações de caráter intersetorial, surge na atualidade a vigilância em saúde, entendida como componente de investigação, com função de orientar as diferentes estratégias de atenção à saúde. Assim, as vigilâncias sanitária, epidemiológica e ambiental estão contidas de forma indissociável na vigilância em saúde.

Entre os objetivos da vigilância em saúde para uma coletividade, cabe citar a identificação dos principais problemas de saúde e doença, de surtos e epidemias, de novos agravos à saúde e de grupos de alto risco para determinados agravos. Destacam-se ainda o auxílio na definição de prioridades, a recomendação de ações e a avaliação de medidas de prevenção e controle adotadas. De forma sistemática, as principais atividades da vigilância em saúde são:

- Busca e coleta de dados.
- Processamento dos dados e análise da informação.
- Análise da tendência das condições de vida das ações de saúde sobre o bem-estar da população.
- Tomada de decisão e implementação de medidas.
- Divulgação da informação.
- Avaliação.

Através das ações de vigilância, é possível detectar surtos precocemente, obter taxas que permitam conhecer a realidade epidemiológica e estabelecer parâmetros aceitáveis, definir áreas, situações e serviços que mereçam atenção especial da Comissão de Controle de Infecção Hospitalar (CCIH) e do sistema de notificação de doenças transmissíveis e agravos.

A Portaria do Ministério da Saúde nº 2.616, de 12/5/1999, que atualiza conceitos e normas do controle de infecção hospitalar, define: "Vigilância epidemiológica das infecções hospitalares é a observação ativa, sistemática e contínua de sua ocorrência e de sua distribuição entre pacientes, hospitalizados ou não, e dos eventos e condições que afetam o risco de sua ocorrência, com vistas à execução oportuna das ações de prevenção e controle."

Estratégias como notificação, busca ativa e investigação de casos são fundamentais no processo de interrupção da cadeia de transmissão de doenças.

As ações de vigilância têm seu início na notificação – isto é, na comunicação – da ocorrência de doenças, que pode ser feita por qualquer pessoa. Alguns agravos à saúde são de notificação compulsória, ou seja, devem ser obrigatoriamente comunicados às autoridades sanitárias quanto antes. Essas doenças são estabelecidas a partir de critérios que levam em conta, entre outros aspectos, a incidência, a prevalência, a mortalidade, o potencial de gerar surtos e epidemias e a disponibilidade de medidas de controle.

A busca ativa por casos é caracterizada pela procura de pessoas doentes que abandonaram o tratamento ou de casos novos pela disseminação do microrganismo patogênico em determinada comunidade. Esse tipo de atividade requer um método previamente definido e sistemático, tendo como principal finalidade a captação do indivíduo contaminado para iniciar ou reiniciar o tratamento.

A investigação de casos implica buscar pistas e examiná-las. Não há uma "receita" para a investigação; cada agravo exige um caminho investigativo diferente. Nas doenças infecciosas, por exemplo, há formulários próprios que trazem um roteiro do que deve ser investigado, mas três perguntas são básicas: "Quem foi afetado?", "Quando ocorreram os casos?", "Onde os casos foram verificados?".

Doenças e seus agentes

A cadeia de transmissão de doenças pode ser estudada a partir dos principais mecanismos de transmissão e/ou penetração de microrganismos e parasitas no organismo humano. O quadro a seguir relaciona alguns exemplos de doenças e seus agentes de acordo com a via de transmissão.

Doenças e agentes por via de transmissão

Via e/ou fonte de transmissão	Agente	Doença
Alimentos (ingestão)	Bactérias	Cólera, botulismo, febre tifoide, shigelose (disenteria bacilar), gastrenterites
	Fungos	Gastrenterites
	Vírus	Gastrenterites, hepatite A, poliomielite
	Protozoários	Amebíase, giardíase, toxoplasmose, doença de Chagas
	Helmintos	Ascaridíase, oxiuríase, teníase, tricuríase
Ar (aerossóis, gotículas)	Bactérias	Coqueluche, difteria, meningite, pneumonia, tuberculose
	Fungos	Histoplasmose
	Vírus	Gripe, varicela (caxumba), rubéola, sarampo
	Protozoários	Toxoplasmose
Objetos (fômites)	Bactérias	Tétano
	Vírus	Hepatite B, Aids

(cont.)

Doenças e agentes por via de transmissão		
Via e/ou fonte de transmissão	**Agente**	**Doença**
Pele (contato direto ou através de veículos)	Bactérias Fungos Vírus Helmintos Artrópodes	Erisipela, impetigo, hanseníase, leptospirose Candidíase Herpes, raiva Ancilostomose, esquistossomose, estrongilodíase Escabiose (sarna), pediculose (piolho)
Placenta (vida intrauterina)	Bactérias Vírus	Sífilis Aids, rubéola
Relação sexual	Bactérias Fungos Vírus Protozoários	Sífilis, gonorreia Candidíase Aids, hepatite dos tipos B e C Tricomoníase
Sangue ou derivados (transfusão ou contato direto)	Bactérias Vírus Protozoários	Sífilis, septicemia Aids, hepatite dos tipos B e C Doença de Chagas
Vetores	Bactérias Rickéttsias Vírus Helmintos Protozoários	Peste, febre recorrente, doença de Lyme Tifo epidêmico, febre maculosa Dengue, febre amarela, encefalite Filariose Doença de Chagas, leishmaniose, malária

Capítulo 3

DOENÇAS, CONTÁGIO E PROFILAXIA

Ao se falar em contágio e doença, surge de imediato, nos discursos dos profissionais de saúde, a palavra prevenção. Contudo, até a década de 1980, o sistema de saúde era organizado com ênfase na assistência hospitalar, em detrimento de medidas que protegessem o indivíduo ou a comunidade dos danos causados pelas relações entre os seres vivos e a natureza.

Prevenir vai além do conhecimento da etiologia de uma doença. É uma atitude de antecipação para evitar danos, a partir de decisões que isolem o microrganismo, impedindo o contágio e o adoecimento do indivíduo ou da coletividade.

Este capítulo apresenta um roteiro minucioso sobre diversas doenças, agrupadas pela forma de contaminação. São informações de suma importância, pois somente com o conhecimento do modo de viver dos microrganismos é que os gestores de políticas públicas podem, juntamente com os profissionais de saúde, organizar medidas limitadoras de danos à coletividade.

Contaminação pelo ar

O ar é um recurso necessário à sobrevivência do homem. Resultante de uma mistura de gases, é o componente ambiental que mais consumimos, e sua ausência ou deficiência no organismo humano traz transtornos fisiológicos que podem levar à morte.

No entanto, em decorrência da aceleração do processo de industrialização global associada à aglomeração de pessoas em espaços de desenvolvimento econômico, o ar, contraditoriamente, tem se transformado em risco para a saúde da população, pelo aumento da pulverização de substâncias tóxicas e microrganismos patogênicos. Por isso, as preocupações com a deterioração do ar no mundo inteiro têm provocado o estabelecimento de acordos locais e internacionais direcionados ao controle das emissões dos gases tóxicos, em especial de monóxido de carbono, óxidos de nitrogênio, dióxido de enxofre, bem como hidrocarbonetos e outros compostos orgânicos.

Apesar da dificuldade de fechar acordos internacionais que interfiram no processo de acumulação mundial, é importante ressaltar que existem espaços locais cuja preservação da qualidade do ar e monitoração dos níveis de microrganismos estão sob nossa responsabilidade. Então, conhecer as principais infecções transmitidas através do ar passa a ser objeto da aprendizagem de todos os profissionais de saúde. A seguir, as principais infecções e seus agentes.

Gripe

Infecção viral respiratória aguda.

Agente causador

Vários tipos de vírus. O mais frequente é o *influenza*.

Sinais e sintomas

Dor de cabeça; febre; calafrios; espirros; secreção nasal (coriza); nariz entupido; ardência nos olhos; dores musculares; dor de garganta.

Contágio

Normalmente, a transmissão ocorre pela inalação de gotículas contaminadas com o vírus, as quais são expelidas por espirro e tosse de pessoas que estejam gripadas. A doença causada por um dos tipos de vírus não protege contra uma nova gripe, porque a infecção pode se originar de outro tipo de vírus.

Profilaxia e controle

Vacinação. Em geral, indicada para pessoas idosas, que costumam ter maior tendência a apresentar complicações. Medidas preventivas: não escarrar, espirrar ou tossir na proximidade de outras pessoas; não permanecer muito próximo daqueles que estão doentes; e, na medida do possível, não se servir de copos e talheres usados por outras pessoas com gripe.

Complicações

A principal é a pneumonia, que atinge com maior frequência pessoas debilitadas (enfraquecidas) e idosos.

Caxumba

Doença contagiosa aguda caracterizada por doloroso aumento de volume das glândulas salivares (parótidas).
Por atingir as parótidas, é também conhecida como parotidite.

Agente causador

Vírus.

Sinais e sintomas

Os principais são edema (inchaço) das parótidas, geralmente a primeira indicação da doença; mal-estar; falta de apetite; sensação de calafrio; febre baixa; faringite; hipersensibilidade no ângulo da mandíbula.

Contágio

O vírus é transmitido pelas secreções salivares contaminadas, sendo as vias respiratórias o meio de penetração.

Profilaxia e controle

Vacinação na infância.

Complicações

Em casos graves, pode atingir testículos, meninges, pâncreas e outros órgãos.

Coqueluche

Infecção bacteriana aguda da parte superior das vias respiratórias, afetando traqueia, brônquios e bronquíolos. Sua principal característica são crises de tosse intensa, a chamada tosse paroxística.

Agente causador

Bactéria *Bordetella pertussis*.

Sinais e sintomas

De modo geral, a doença passa por três fases com as seguintes características:

1. Fase em que há muita secreção catarral na garganta, sem distinção de outras doenças respiratórias agudas; febre pouco intensa; mal-estar geral; coriza; tosse.

2. Fase que se caracteriza por crises fortes e frequentes de tosse, que podem até mesmo dificultar a respiração do doente.

3. Fase de convalescença – período subsequente a uma doença de que alguém se restabeleceu –, quando as crises de tosse continuam, mas diminuem de frequência até o desaparecimento total.

Contágio

Por meio de gotículas de saliva ou escarro contaminadas com a bactéria, expelidas pelo doente durante as crises de tosse. As gotículas podem transmitir o microrganismo para outras pessoas através de inalação pela vias respiratórias. Também pode ocorrer transmissão por meio de objetos recentemente contaminados com secreção de pessoas doentes.

Profilaxia e controle

Imunização com vacina tríplice (contra difteria, coqueluche e tétano), cujas doses devem ser administradas a partir de dois meses de idade; tratamento e isolamento temporário dos doentes; controle dos comunicantes, isto é, das pessoas que habitam a mesma casa do doente.

Complicações

Podem ocorrer distúrbios neurológicos (convulsão, coma, surdez e outros) e respiratórios (pneumonia, otite média e outros).

Pneumonia

Doença infecciosa aguda, de início súbito e progressivo, que ocorre mais comumente em climas frios e no inverno. O pulmão pode ser comprometido total ou parcialmente. Em geral, são observadas febre e expectoração abundante.

Agente causador

A bactéria *Streptococcus pneumoniae* (pneumococo) é o mais comum, embora haja tendência de ser menos prevalente em função dos medicamentos mais modernos. A infecção também pode ser provocada por outros microrganismos, como *Staphylococcus aureus*, *Hemophilus influenzae*, *Chlamydia pneumoniae* e *Kebsiela pneumoniae*.

Sinais e sintomas

A pneumonia frequentemente é precedida, por alguns dias, de coriza ou outros sintomas de doença respiratória comum. Os sinais e sintomas mais significativos são calafrios; temperatura elevada (38,8°C a 41,1°C); dor nas costas, agravada pela respiração e pela tosse; respiração acelerada; tosse com escarro mucoso de cor rósea ou ferruginosa; sudorese.

Contágio

O pneumococo geralmente é transmitido pela inalação de gotículas expelidas pelo doente no ar e pelo contato na boca com objetos contaminados por suas secreções respiratórias.

Profilaxia e controle

Atualmente, uma vacina muito empregada nos EUA e nos países europeus tem demonstrado boa eficácia para evitar a pneumonia pneumocócica tanto em indivíduos jovens como em idosos e pacientes diabéticos. Em relação aos idosos, pode ser recomendada a vacinação contra Hemophilus influenzae a fim de evitar complicações de gripes. No entanto, alguns cuidados básicos também são importantes na profilaxia e controle: lavagem das mãos, principalmente após o contato com o doente e seus pertences; alimentação saudável; tratamento adequado das doenças respiratórias comuns, como a gripe.

Complicações

Empiema, meningite, pericardite, e endocardite.

Difteria

Doença transmissível aguda, também conhecida como crupe, causada pela toxina de uma bactéria que se localiza na garganta. Caracteriza-se por lesão inflamatória nas vias respiratórias, onde pode formar placas de membrana esbranquiçada ou acinzentada.

Agente causador

Bactéria *Corynebacterium diphtheriae*.

Sinais e sintomas

Febre de 37,5°C a 38,5°C; palidez; fraqueza; desânimo; dor de garganta e sufocação, quando a membrana envolve a faringe, a traqueia ou os brônquios.

Contágio

Pelas secreções orais e nasais de doentes ou por objetos recentemente contaminados por eles. Pessoas que possuem a bactéria mas não apresentam sintomas da infecção também podem transmitir a doença. A porta de entrada mais comum para o organismo humano é a parte superior das vias respiratórias.

Profilaxia e controle

Imunização com vacina específica ou tríplice (contra difteria, coqueluche e tétano). Isolamento e tratamento dos doentes são medidas de controle importantes. O controle dos comunicantes também deve ser feito.

Complicações

A principal complicação é a insuficiência respiratória. Mas, caso o doente não se trate, podem surgir lesões cardíacas, neurológicas e renais.

Meningite

Doença bacteriana aguda caracterizada pela inflamação das meninges (membranas que envolvem o cérebro e a medula). Pode ser provocada por vírus, bactérias e fungos. A forma mais grave e contagiosa é a meningite meningocócica, foco das descrições a seguir.

Agente causador

Bactéria *Neisseria meningitidis* (meningococo).

Sinais e sintomas

Os principais são febre; dor de cabeça intensa; rigidez de nuca; vômitos em jato; abaulamento da fontanela (aumento da moleira nos bebês); convulsão e irritabilidade ou agitação (em crianças).

Contágio

Por meio de gotículas e secreções do nariz e da garganta durante a fala, tosse, espirros e beijo. Inicialmente, os microrganismos localizam-se na garganta e só depois atingem as meninges.

Profilaxia e controle

Isolamento dos doentes em hospital; vacinação da população; garantia de higiene e alimentação adequadas.

Complicações

Surdez, retardamento, hidrocefalia, e choque tóxico.

Rubéola

Também conhecida como sarampo alemão ou sarampo de três dias, é uma doença infecciosa febril, porém menos contagiosa que o sarampo.

Agente causador

Vírus da rubéola.

Sinais e sintomas

O período de incubação – que é o tempo decorrido desde a exposição ao vírus até o aparecimento dos primeiros focos de erupção cutânea – é de 14 a 21 dias. Os seguintes sintomas podem ocorrer: mal-estar; dor de cabeça; febre baixa; conjuntivite branda; exantema; dores generalizadas; coriza; tosse.

Contágio

Secreções do nariz e da faringe de indivíduos infectados.

Profilaxia e controle

Vacinação. No entanto, gestantes ou mulheres que possam engravidar no período de seis meses pós-vacinação não devem ser imunizadas. Gestantes, principalmente no primeiro trimestre, precisamos evitar o contato com pessoas que apresentem a doença.

Complicações

Normalmente, a rubéola é uma doença benigna para crianças e adultos, mas, quando acomete gestantes, principalmente no primeiro trimestre da gravidez, pode levar à síndrome da rubéola congênita, com infecção crônica e malformação do feto.

Sarampo

Doença infecciosa aguda, viral, grave, transmissível e muito contagiosa. É comum na infância, mas pode ocorrer em qualquer idade.

Agente causador

Vírus do sarampo.

Sinais e sintomas

Coriza; mal-estar; febre acima de 38°C; tosse seca; irritabilidade; pálpebras inchadas; secreção nasal; pequenas lesões na mucosa da boca, avermelhadas e irregulares, com centro branco-azulado (manchas de Koplik); erupções vermelhas que surgem primeiro na testa e depois atingem a face, o pescoço e o tronco, aparecendo nos pés por volta do terceiro dia; conjuntivite com lacrimejamento abundante.

Contágio

Pelas secreções do nariz e da boca. O vírus penetra as vias respiratórias da pessoa sadia por contato direto: beijo; inalação de gotículas de muco e saliva (tosse e espirro); uso de objetos que tenham sido recentemente contaminados, como talheres, chupetas etc.

Profilaxia e controle

Vacinação; isolamento temporário do doente.

Complicações

As mais comuns são as infecções bacterianas no ouvido (otite), nos pulmões (pneumonia) e no encéfalo (encefalite).

Tuberculose

Infecção bacteriana cujas principais lesões localizam-se nos pulmões, mas podem atingir também ossos, rins e outros órgãos.

Agente causador

Bactéria *Mycobacterium tuberculosis* (bacilo de Koch).

Sinais e sintomas

Perda de peso; falta de apetite; febre; transpiração noturna; tosse com escarro e sangue.

Contágio

A transmissão ocorre normalmente pela inalação de gotículas expelidas pelo doente durante a fala, tosse ou espirro.

Profilaxia e controle

Imunização por meio da vacina BCG; condições satisfatórias de alimentação, habitação e higiene; tratamento do doente; controle dos comunicantes; educação em saúde.

Complicações

Quando não tratada adequadamente, a infecção pode evoluir para insuficiência respiratória e lesões tuberculosas nas meninges, no coração, nos rins, no fígado, nos ossos e nas articulações.

Varicela

Também chamada de catapora, é uma doença frequente na infância, caracterizada por febre e erupção cutânea vesicular, a qual se espalha por todo o corpo.

Agente causador

Vírus.

Sinais e sintomas

A manifestação cutânea é a principal característica da doença: pequenas manchas evoluem, em poucas horas, para vesículas que contêm um líquido claro. No dia seguinte, a vermelhidão diminui e as vesículas sofrem afundamento no centro, gerando lesões em forma de crateras que depois ressecam e se transformaram em crostas que caem em alguns dias sem deixar cicatriz. Ao contrário do sarampo, as erupções são mais concentradas no tronco. O doente também apresenta febre e mal-estar durante a virose.

Contágio

É uma doença altamente contagiosa, e o vírus provavelmente é transmitido por via respiratória. O período de contágio estende-se de um a dois dias antes da erupção até seis dias após o aparecimento de novas lesões cutâneas ou até que todas as vesículas tenham se transformado em crostas.

Profilaxia e controle

Isolamento temporário do doente na fase de risco de contágio. Existe uma vacina para essa virose, porém sua distribuição nos serviços públicos está limitada aos pólos de referência estaduais ou municipais, porque é classificada como imunobiológico especial – ou seja, aplicada quando há risco da doença em determinada região ou grupo populacional.

Complicações

De modo geral, a doença evolui para a cura total. No entanto, podem ocorrer complicações – encefalite; infecção bacteriana das lesões; e, em pacientes debilitados, pneumonia e hepatite.

Outros imunobiológicos especiais existentes no mercado: vacina contra a infecção por pneumococo; vacina contra a infecção pelo Haemoplilus influenzae; *vacina conjugada contra a infecção pelo meningococo C; vacina conjugada contra a infecção pelo pneumococo 7-valente; vacina pentavalente (penta), contra a difteria, o tétano, a coqueluche* (pertussis), *a infecção pelo* Haemoplilus influenzae *tipo B e a hepatite B; vacina de vírus inativados contra a poliomielite (VIP); vacina contra a raiva humana obtida em cultura de células diploides humanas (VCDH); vacina contra a hepatite B; vacina contra a hepatite A; vacina contra a varicela; vacina contra a influenza; vacina DPT acelular (DTaP); imunoglobulina humana anti-hepatite B; imunoglobulina humana antirrábica; imunoglobulina humana antitetânica; imunoglobulina humana antivaricela-zoster.*

Contaminação pela água e pela terra

Os alimentos podem ser veículos que transportam e introduzem microrganismos patogênicos no homem. O botulismo alimentar, por exemplo, é uma doença grave causada pela ingestão de neurotoxinas presentes em alimentos contaminados pela bactéria *Clostridium botulinum*, encontrada muito frequentemente em vegetais, frutas e carnes.

A água é um grande transmissor de parasitas. Em pleno século XXI, registra-se ainda em todo o mundo elevado número de óbitos infantis associados à qualidade desse líquido. Anualmente, cerca de 1,8 milhão de crianças morrem de diarreia e outros agravos provocados pela má qualidade da água e falta de saneamento. Aproximadamente 2,6 bilhões de pessoas não têm acesso a saneamento básico.

Nos países em desenvolvimento, os esgotos e dejetos humanos são a principal causa de deterioração da qualidade da água. Esgotos domésticos lançados sem tratamento em afluentes hídricos comprometem de forma significativa o equilíbrio ambiental e, consequentemente, a saúde humana. Mesmo a presença de algumas substâncias naturais, como o arsênico na água não tratada (poços artesianos), pode expor milhões de pessoas a condições de risco.

Sem dúvida, a falta de uma rede de destinação dos dejetos é o principal fator de contaminação dos lençóis freáticos (espaços vazios embaixo da terra que servem de depósito de resíduos líquidos), que, ao aflorarem, constituem nascentes e rios.

Aproximadamente 400 especialistas de 44 países reuniram-se em Nova Délhi, no ano de 2007, para assistir à World Toilet Summit (Conferência Mundial sobre Banheiros). Foi destacada a necessidade de maiores esforços para projetar sanitários que se adaptem aos países em desenvolvimento e que possam ir além dos sistemas ocidentais voltados à eliminação de dejetos. De acordo com o cientista e ex-presidente da Índia A. P. J. Abdul Kalam, a tecnologia dos banheiros deve estar voltada para a confiabilidade e o uso mínimo de água.

A partir dessa relação com a terra, a água produzida pela natureza chega às áreas agrícolas e às residências, o que contribui para a disseminação de microrganismos patogênicos e não patogênicos. Dessa forma, a descrição das doenças transmitidas pela água assume papel importante na elaboração de estratégias para a melhoria da qualidade de vida e da saúde da população.

Existe um conjunto de procedimentos higiênico-sanitários recomendados por uma legislação específica da Agência Nacional de Vigilância Sanitária (ANVISA)/Ministério da Saúde, a Resolução de Diretoria Colegiada (RDC) nº 216/2004, denominado Boas Práticas. A resolução trata da aquisição, da armazenagem, do preparo e da exposição para venda de alimentos pelo comércio varejista. Para a indústria de alimentos, há também uma legislação específica.

Amebíase

Infecção do intestino grosso também conhecida como disenteria amebiana.

Agente causador

Protozoário *Entamoeba histolytica* (ameba).

Sinais e sintomas

Constipação alternada com diarreia contendo muco e sangue; dores abdominais; perda de peso; febre de 37,5°C a 39°C; náuseas e vômitos; mal-estar; dor de cabeça; gases intestinais.

Contágio

A ameba penetra no organismo por meio da água e dos alimentos contaminados. A contaminação pode se dar no preparo ou na manipulação de alimentos com as mãos sujas ou ainda por vetores, como as moscas. Os protozoários passam pelo trajeto digestivo e, ao atingirem o intestino grosso, são eliminados nas fezes. Se houver ingestão desses protozoários, o ciclo recomeça.

Profilaxia e controle

Tratamento dos dejetos humanos e de outros animais; tratamento da água para consumo humano; lavagem das mãos habitualmente e, em especial, antes de manipular alimentos; higiene no preparo dos alimentos (lavagem, cozimento, armazenagem).

Complicações

A mais frequente é o desenvolvimento de lesão crônica na região do reto. No entanto, é possível ocorrer também perfuração da parede do intestino, provocando inflamação da membrana que cobre a cavidade abdominal (peritônio), o que pode levar à morte.

Giardíase

Infecção do intestino delgado, também conhecida como lamblíase. Frequente na infância (idades pré-escolar e escolar).

Agente causador

Protozoário *Giardia lamblia*.

Sinais e sintomas

Geralmente, a infecção com Giardia lamblia é assintomática, mas alguns doentes podem apresentar náuseas; gases no intestino; diarreia amarelada; fezes volumosas com odor intenso; perda de peso; dor na parte alta do estômago; distensão abdominal; irritabilidade e insônia; fadiga; dor de cabeça.

Contágio

A falta de hábitos higiênicos faz com que as pessoas portadoras do protozoário contaminem a água ou os alimentos com suas fezes, que contêm cistos do microrganismo. A ingestão dos cistos pela alimentação ou mesmo diretamente (mãos sujas levadas à boca) faz com que ocorra intensa multiplicação no intestino. Em período relativamente curto, de 30 a 40 dias, há a formação de grande população de trofozoítos presos à mucosa intestinal. O trofozoíto é uma forma intermediária que surge no desenvolvimento da giárdia.

Profilaxia e controle

Lavagem das mãos habitualmente e, em especial, antes de manipular alimentos; higiene no preparo dos alimentos (lavagem, cozimento, armazenagem); limpeza periódica (a cada seis meses) da caixa d'água das residências; oferta de água para consumo humano de boa qualidade e em quantidade suficiente; destino adequado dos dejetos e do lixo.

Complicações

Na giardíase grave, podem ocorrer lesões das células do jejuno e do duodeno.

Ascaridíase

Doença gastrintestinal popularmente conhecida como verminose da lombriga.

Agente causador

Helminto (verme) *Ascaris lumbricoides*.

Sinais e sintomas

Dependendo da quantidade de vermes, a doença pode ser assintomática ou mesmo provocar anemia. Nas infecções maciças, ocasiona dores abdominais, náuseas e vômitos, crises de diarreia, sono intranquilo.

Contágio

A transmissão do verme ocorre pela ingestão dos ovos da lombriga, seja por meio da alimentação ou da ingestão direta com as mãos sujas. Os ovos são eliminados pelas fezes, que, ao entrarem em contato com a água e alimentos, reiniciam o ciclo reprodutivo.

Profilaxia e controle

Tratamento dos dejetos humanos e de outros animais; tratamento da água para consumo humano; lavagem das mãos habitualmente e especialmente antes de manipular alimentos; higiene dos alimentos (lavagem, cozimento, armazenagem).

Complicações

Obstrução intestinal e distúrbios respiratórios, como dores torácicas e pneumonia atípica.

Botulismo

Intoxicação grave que ocorre pela ingestão de alimentos contaminados.

Agente causador

Bacilo esporulado *Clostridium botulinum*.

Sinais e sintomas

De moderada indisposição a um quadro fulminante. Os sintomas normalmente surgem de 12 a 36 horas após a ingestão dos alimentos contaminados com a toxina: fraqueza; cansaço e tonturas; visão turva e dupla; dificuldade de engolir e falar; pupilas dilatadas e fixas.

Contágio

A ingestão da toxina do bacilo ocorre juntamente com os alimentos contaminados pela toxina botulínica pré-formada, geralmente nos enlatados e embutidos (salsicha, linguiça etc.). É recomendável observar a aparência das latas e os prazos de validade antes de abri-las. As embalagens estufadas ou envelhecidas podem estar contaminadas, e o mesmo ocorre com latas abertas que contêm sobras de alimentos.

Profilaxia e controle

É fundamental a vigilância sanitária sobre os alimentos. Por parte do consumidor, é importante evitar alimentos nas seguintes condições: latas de conserva estufadas; picles e outras conservas de procedência duvidosa; alimentos acondicionados em frascos cuja tampa esteja estufada.

Complicações

Paralisia respiratória.

Cólera

Infecção gastrintestinal aguda muito grave (gastrenterite).

Agente causador

Bactéria *Vibrio cholerae* (vibrião colérico), uma das poucas bactérias que sobrevivem por longos períodos na água do mar.

Sinais e sintomas

A doença se caracteriza por diarreias e vômitos intensos. A diarreia é parecida com água turva e esbranquiçada, conhecida como "água de arroz".

Contágio

Ocorre principalmente através da ingestão de água contaminada pelas fezes e vômitos dos doentes ou dos portadores sãos. Alimentos e utensílios podem ser contaminados pela água, pelo manuseio ou por moscas.

Profilaxia e controle

Lavagem das mãos habitualmente e, em especial, antes de manipular alimentos; higiene no preparo dos alimentos (lavagem, cozimento, armazenagem); limpeza periódica (a cada seis meses) da caixa d'água das residências; tratamento da água para consumo humano e oferta em quantidade suficiente; tratamento adequado dos dejetos e do lixo.

Complicações

Desidratação grave em consequência dos frequentes vômitos e da diarreia, o que pode levar à morte.

Febre tifoide

Infecção gastrintestinal bacteriana aguda (gastrenterite), também conhecida como salmonelose.

Agente causador

Bactéria *Salmonella typhi*.

Sinais e sintomas

Dor de cabeça; mal-estar; manchas rosadas no tronco; diarreia e constipação; febre alta contínua; dor abdominal; aumento do volume do baço.

Contágio

A infecção é transmitida pela ingestão de água e alimentos contaminados com a bactéria, principalmente frutas e verduras cruas, leite e mariscos. A contaminação geralmente é produzida pelas mãos de uma pessoa infectada ou, mais raramente, por moscas.

Profilaxia e controle

Lavagem das mãos habitualmente e, em especial, antes de manipular alimentos; higiene no preparo dos alimentos (lavagem, cozimento, armazenagem); limpeza periódica (a cada seis meses) da caixa d'água das residências; oferta de água para consumo humano de boa qualidade e em quantidade suficiente; destino adequado dos dejetos e do lixo.

Complicações

Hemorragia intestinal; desidratação grave; invasão da bactéria Salmonella typhi na corrente sanguínea, provocando enfermidades como osteomielite, pneumonia e meningite. Todas essas complicações podem levar à morte.

Hepatite A

Tipo de hepatite (doença que causa inflamação do tecido do fígado) com características próprias, diferentes das encontradas na hepatite B, tendo inclusive índice de mortalidade inferior ao desta.

Agente causador

Vírus da hepatite A.

Sinais e sintomas

Inflamação aguda do fígado, caracterizada por febre (geralmente acima de 38°C); náuseas e vômitos; icterícia (tom amarelado na pele); desconforto abdominal; anorexia. Grande parte das pessoas contaminadas é assintomática ou apresenta poucos sintomas.

Contágio

A transmissão do vírus ocorre diretamente, por via fecal-oral (mãos sujas), ou indiretamente, pela ingestão de alimentos contaminados.

Profilaxia e controle

Vacinação; tratamento dos doentes; higiene dos alimentos (lavagem, cozimento, armazenagem); lavagem das mãos habitualmente e, em especial, ao manusear alimentos; limpeza periódica (a cada seis meses) da caixa d'água das residências; oferta de água para consumo humano de boa qualidade e em quantidade suficiente; destino adequado dos dejetos e do lixo; educação ambiental.

Complicações

Na hepatite A, as complicações são mais raras do que na hepatite B.

Poliomielite

Doença popularmente conhecida como "paralisia infantil", denominação não muito adequada porque não é uma doença exclusiva da infância e nem sempre causa paralisia. Trata-se de uma infecção viral aguda com grau de gravidade variável.

Agente causador

Poliovírus tipos 1, 2 e 3.

Sinais e sintomas

Na forma mais grave, atinge o sistema nervoso central. Mas, na maioria dos casos, ele não é invadido, e a doença passa despercebida ou com sintomas leves. A virose pode assumir as seguintes formas: infecção inaparente (despercebida); poliomielite não paralítica; poliomielite paralítica.

Contágio

A transmissão ocorre, principalmente, por contato direto pessoa a pessoa. A boca é a porta de entrada do poliovírus, e o tubo intestinal é a principal fonte de disseminação. A partir das fezes, o vírus pode contaminar principalmente a água ou outros elementos, que, ao penetrarem a boca, infectam a orofaringe e a parte inferior do tubo intestinal.

Profilaxia e controle

Vacinação (vacina Sabin); melhoria das condições sanitárias.

Complicações

Na forma paralítica, a principal complicação é a insuficiência respiratória, que pode resultar na paralisia dos músculos respiratórios por comprometimento do sistema nervoso central.

Shigelose

Doença infecciosa aguda de origem bacteriana que se restringe ao tubo intestinal. Também conhecida pelo nome de disenteria bacilar.

Agente causador

Bacilo do gênero *Shigella*.

Sinais e sintomas

Febre; dor abdominal em cólica; diarreia aquosa (fezes líquidas esverdeadas com pedaços de muco e, às vezes, sangue); náuseas e vômitos; dor de cabeça; convulsões nas crianças; dor muscular (mialgia); espasmos da musculatura do reto (tenesmo).

Contágio

Pela transmissão fecal-oral direta (mãos sujas); pela ingestão de água contaminada, de alimentos preparados com água contaminada ou até mesmo tocados por moscas. Os bacilos podem ser encontrados também no leite, em queijos e camarões.

Profilaxia e controle

Tratamento do doente e isolamento; controle sanitário da água, do leite e de outros alimentos; tratamento de esgotos; controle das moscas; educação ambiental. Ainda não existe vacina eficaz para a disenteria bacilar.

Complicações

Desidratação grave que pode levar à morte, principalmente no caso de crianças.

Leptospirose

Grupo de doenças que atacam ratos, preás, gambás e porcos. Os animais carregam em seu organismo bactérias que podem ser transmitidas para o homem.

Agente causador

Leptospira, bactéria de forma espiralada (espiroqueta).

Sinais e sintomas

O início da doença é súbito, apresentando as seguintes manifestações: calafrios; febre alta (39°C a 40°C); dor muscular intensa; náuseas; tosse discreta; icterícia (pele de cor amarelada); manchas distribuídas pelo tronco e pelos membros; urina com sangue (hematúria); hemorragia; lesões cutâneas e musculares.

Contágio

Através da pele, particularmente com lesão aberta, em contato com água, solo úmido ou vegetação contaminados com urina de animais infectados; ao nadar ou por imersão acidental ou profissional; contato direto com urina ou tecidos de animais infectados; ou pela ingestão de alimentos contaminados.

Fora da estação das chuvas, a leptospirose tem caráter de doença profissional, podendo atingir agricultores, veterinários, criadores de animais e trabalhadores da limpeza urbana. No entanto, não ocorre transmissão de pessoa a pessoa.

Profilaxia e controle

Evitar contato (beber, nadar, banhar-se) com águas potencialmente contaminadas; usar luvas e botas de proteção, quando o contato for inevitável; evitar ingestão de água e alimentos potencialmente contaminados; controlar roedores; evitar o acúmulo de lixo que atrai animais (ratos e outros).

Complicações

Algumas pessoas desenvolvem uma forma da doença que apresenta hemorragias e disfunção renal e/ou hepática.

Toxoplasmose

Infecção em geral assintomática, localizada ou sistêmica. É uma exceção no homem, considerando-se que, normalmente, ele é apenas o hospedeiro intermediário.

Agente causador

Protozoário Toxoplasma gondii.

Sinais e sintomas

Febre; exantema (vermelhidão da pele); linfadenopatias (processo patológico que afeta os gânglios linfáticos); retinocoroidite (inflamação da retina e da coroide). Também podem ser observadas perturbações respiratórias, cardíacas, hepáticas e encefálicas.

Contágio

Os gatos são os hospedeiros finais do protozoário, ao passo que seres humanos, outros mamíferos não felinos e pássaros são os hospedeiros intermediários. Os gatos eliminam cistos pelas fezes, e estes, na presença de oxigênio e temperatura entre 20°C e 30°C, tornam-se infectantes. O homem ingere os cistos de toxoplasma originários do solo, da areia, de latas de lixo ou de qualquer local onde os gatos defecam, até mesmo de carne crua e malcozida, especialmente de porco e de carneiro. A infecção também pode acontecer através da placenta.

Profilaxia e controle

Alimentação de gatos somente com alimentos secos; limpeza e desinfecção dos locais onde os gatos defecam; uso de luvas plásticas para cuidar dos gatos; uso de luvas grossas, quando lidar com solos contaminados; cobertura dos tanques de areia das crianças, quando não estiverem em uso; manter controle sobre moscas e baratas; não comer carne crua, cozinhando-a, pelo menos, a 66°C; lavagem das mãos após manipular carne ou tocar em gatos e cachorros, bem como quando mexer com terra; lavagem das mãos antes das refeições e antes de tocar o rosto; manter controle sobre os gatos de rua.

Complicações

A principal complicação pode acontecer na gravidez: lesões cerebrais ou mesmo morte do feto.

Oxiuríase

Parasitose intestinal também denominada oxiurose, enterobíase ou enterobiose. É conhecida popularmente como caseira, murroide ou tuxinha. Constitui uma infecção benigna, mas incômoda, pelo intenso prurido anal que produz e por suas complicações, principalmente nas crianças.

Agente causador

Enterobius vermicularis (oxiúro).

Sinais e sintomas

A infecção leve não manifesta nenhum sintoma. Já a infecção moderada causa náuseas; vômitos; dor abdominal; prurido anal e vulvar, particularmente à noite. A perturbação do sono, em consequência da coceira, traz nervosismo e insônia.

Contágio

O *Enterobius vermicularis* é um parasita exclusivo da espécie humana, passando de uma pessoa a outra pela transferência de ovos por meio das mãos, que coçam as regiões anal, perianal e perineal e, posteriormente, são levadas à boca do próprio hospedeiro ou de outra pessoa, bem como por meio da contaminação dos alimentos pelas mãos sujas. A poeira também pode ser via de transmissão, porque permite a inalação de ovos por parte de pessoas que dormem no mesmo quarto, na mesma cama ou que utilizam as mesmas instalações sanitárias (dormitórios, colégios e habitações coletivas). Ocorre com frequência entre as crianças pequenas e os adultos que cuidam delas.

Profilaxia e controle

Tratamento dos indivíduos infectados; rigorosa higiene pessoal; uso de unhas curtas; troca frequente das roupas de baixo, de cama e de banho, lavando-as em máquinas com aquecimento ou fervendo-as; evitar superlotação dos dormitórios; dispor de instalações sanitárias adequadas e limpas.

Complicações

Em casos de infecção intensa, as escoriações produzidas pela coceira permitem a penetração de bactérias nas lesões, levando à inflamação crônica do cólon (colite). Da mesma forma, pode haver inflamações na vagina, na tuba uterina (salpingite) e nos ovários (ooforite).

Teníase

Parasitose intestinal popularmente conhecida como solitária, porque em geral o indivíduo é parasitado por apenas um espécime.

Agente causador

Taenia solium e *Taenia saginata*. A *T. solium*, também conhecida como tênia do porco, pode alcançar de 1,5 a 4 metros de comprimento; a *T. saginata*, conhecida como tênia do gado bovino, pode atingir de 4 a 12 metros.

Sinais e sintomas

Tonturas; fraqueza; insônia; dor de cabeça; irritabilidade; apetite aumentado ou falta de apetite; náuseas; vômitos; distensão abdominal; diarreia; perda de peso; dores abdominais. Em alguns casos, convulsões e constipação intestinal. A eliminação de proglotes (pedaços) da *T. saginata* costuma provocar sensação de desconforto perianal.

Contágio

O homem é o hospedeiro definitivo e contamina o solo com suas fezes contendo os ovos do verme (proglotes grávidos). O gado bovino e o suíno se infectam por ingestão de fezes junto com o pasto. O hospedeiro intermediário (boi ou porco) ingere os ovos, e estes se fragmentam no intestino do animal, colocando em liberdade o embrião (oncosfera), que sai do intestino e vai se localizar nos músculos desse hospedeiro, onde se transforma em cisticerco, vulgarmente chamado de "canjiquinha". A carne de porco ou de boi contendo os cisticercos, quando ingerida crua ou mal cozida, sofre a ação dos sucos digestivos, liberando uma forma denominada escólex (cabeça com ventosas), que se fixa na mucosa do intestino delgado; ocorre então o desenvolvimento do restante do verme (verme adulto) ao longo da luz intestinal, fechando o ciclo. Normalmente o papel de hospedeiro intermediário é desempenhado pelo boi ou pelo porco, mas às vezes esse papel cabe ao próprio homem.

Profilaxia e controle

Modernização e aperfeiçoamento dos métodos de criação de suínos e bovinos; desinfecção dos matadouros; inspeção criteriosa da carne para consumo humano por veterinários e técnicos especializados; destino adequado dos dejetos humanos; tratamento do indivíduo infectado; higiene das mãos antes de manipular alimentos, antes das refeições e após o uso dos sanitários; proteção dos alimentos contra moscas e baratas; lavagem cuidadosa dos vegetais; recusa de carne crua ou mal cozida.

Complicações

Quando o homem (infectado ou não) ingere os ovos do verme, passa a desenvolver a cisticercose – isto é, o processo que se daria nos músculos do animal passa a ocorrer no cérebro, provocando inflamação e mau funcionamento do órgão.

Ancilostomíase

Verminose vulgarmente conhecida como opilação ou amarelão.

Agente causador

Helmintos Ancylostoma duodenale e *Necator americanus*.

Sinais e sintomas

Durante a invasão da pele exposta às larvas, podem surgir eritema (vermelhidão) e edema (inchaço) com intenso prurido (coceira). Durante a passagem da larva para os pulmões, é comum a ocorrência de tosse e febre.

Os sintomas gastrintestinais variam de mal-estar na "boca do estômago" até dor típica de úlcera. O indivíduo pode apresentar anemia, falta de apetite ou perversão do apetite (comer terra, barro). O retardamento físico e mental também pode estar relacionado com a doença.

Contágio

Ao deixar suas fezes no chão, a pessoa que tem amarelão contamina a terra com os ovos do verme. Os ovos se rompem e liberam larvas, que, em aproximadamente oito dias, se transformam em formas infectantes. No solo, as larvas encontram um hospedeiro (no caso, o homem), penetram sua pele e caem na circulação sanguínea, realizando o trajeto pulmões–brônquios–traqueia–faringe–esôfago–estômago–intestinos. Ao chegarem no duodeno, as larvas se fixam na parede intestinal, amadurecem, acasalam-se e a fêmea passa a liberar ovos. Se as fezes dessa pessoa forem depositadas no chão, o ciclo será reiniciado.

Profilaxia e controle

Tratamento dos doentes, sejam sintomáticos ou assintomáticos; destino adequado das fezes por meio de saneamento básico (uso de privadas, construção de fossas e esgotos); evitar defecar e jogar fezes no chão; não andar descalço; utilização de plantas que bloqueiam a evolução do ancilostomídeo no meio ambiente (cravos, capim santo, hortelã, erva-cidreira e arruda).

Complicações

Quando a doença não é tratada, podem ocorrer problemas cardíacos e retardamento mental.

Tétano

Infecção aguda e grave provocada por um microrganismo encontrado no solo, na poeira, nas fezes de animais e em objetos contaminados.

Agente causador

Bactéria *Clostridium tetani*, capaz de assumir a forma de esporo.

Sinais e sintomas

Inquietação; dor de cabeça; irritação; estado febril. Com a evolução da doença, os músculos são comprometidos. Primeiramente, os da mandíbula, o que dificulta a abertura da boca e a deglutição; pouco tempo depois, todos os músculos do corpo são acometidos de espasmos. Pela alta sensibilidade do sistema nervoso, qualquer ruído ou luz intensa pode desencadear uma convulsão.

Contágio

A bactéria do tétano ou seu esporo penetra no organismo através de feridas na pele contaminadas com terra, poeira ou fezes de animais ou humanas. A bactéria cresce e produz toxinas que atingem o sistema nervoso. Outra forma de contágio observada no Brasil é a do coto umbilical, que causa o tétano do recém-nascido, popularmente conhecido como "mal dos sete dias". O tétano neonatal ou do recém-nascido é uma doença aguda; nesses casos, os esporos estão presentes em instrumentos cirúrgicos sujos ou em produtos colocados no coto umbilical em razão de crenças populares e "simpatias" (pó de café, teia de aranha etc.).

Profilaxia e controle

As principais medidas são: educação em saúde; lavar os ferimentos com água e sabão; vacinar com toxoide tetânico (inclusive gestantes), utilizando a vacina DPT (tríplice) até os sete anos ou a vacina dupla após essa idade.

Complicações

Quando a doença não é tratada, geralmente o paciente é levado à morte. Se tratada, podem permanecer sequelas neurológicas diversas (distúrbios da fala, espasmos musculares).

Contaminação por contato interpessoal e através da pele

O deslocamento do homem entre as cidades e no interior delas, facilitado pelo desenvolvimento dos meios de transporte, tem se mostrado fator decisivo na disseminação de um grande número de doenças infecciosas. A aglomeração, principalmente nas grandes cidades, e a promiscuidade dentro de domicílios precários representam fatores que favorecem a transmissão de agentes infecciosos.

A pele pode funcionar como via de transmissão para vários micro e macrorganismos. Ferimentos e queimaduras, por exemplo, podem servir como porta de entrada. Objetos contaminados, como peças de vestuário, roupas de cama e de cozinha, instrumentos cirúrgicos e objetos de uso pessoal, quando compartilhados, também podem trazer agentes de doenças à pele.

Em novembro de 2007, o governo do Reino Unido anunciou a aprovação de uma medida que previa a substituição do tradicional jaleco branco por uma nova vestimenta e proibia os médicos de usarem jóias, relógios ou gravatas durante o serviço, com o objetivo de evitar infecções. Os jalecos, por exemplo, por apresentarem constantemente suas mangas sujas, devem ser trocados por novas vestimentas com mangas até os cotovelos.

No Brasil, desde 2005 está em vigor a Norma Regulamentadora denominada NR 32, que estabelece diretrizes básicas quanto a medidas de proteção à saúde dos trabalhadores em serviços de saúde, inclusive no que se refere à utilização de vestuário adequado.

A seguir, as principais infecções e seus agentes causadores transmitidos por meio de relações interpessoais.

Candidíase

Micose que atinge a pele e as membranas mucosas, também conhecida como monilíase.

Agente causador

Fungo *Candida albicans*.

Sinais e sintomas

A infecção da mucosa da boca, o popular sapinho, ocorre principalmente em recém-nascidos e se caracteriza por placas brancas que se formam nas amígdalas, bochechas, gengivas e língua. Essas placas são facilmente removíveis, deixando a superfície avermelhada. Outras manifestações são febre, náuseas e dor durante a deglutição. Em alguns casos, a doença pode se espalhar para outras superfícies mucosas ou áreas do corpo, como pregas do cotovelo, pregas entre os dedos, sulco inframamário (abaixo das mamas), umbigo, axilas e unhas. O fungo pode determinar também inflamações na mucosa da vagina e do colo uterino, e, quando prolifera no intestino, pode causar quadro de diarreia.

Contágio

A infecção geralmente é endógena. A *Candida* é hóspede natural do tubo digestivo, da genitália da mulher, da pele e das vias respiratórias. Torna-se patogênica em situações de umidade e atrito excessivos, de uso prolongado de antibióticos, de alterações hormonais ou imunodepressão.

Profilaxia e controle

Evitar infecção neonatal, com diagnóstico e tratamento da gestante no primeiro trimestre da gravidez; higiene pessoal e dos objetos. É possível evitar o sapinho na criança mantendo os utensílios domésticos adequadamente limpos.

Complicações

Nos casos mais graves, principalmente nos indivíduos desnutridos ou com deficiência imunológica, pode ocorrer dificuldade de deglutição (quando atinge a boca), com emagrecimento acentuado, ou diarreia aguda com desidratação (quando atinge o intestino). A candidíase é uma das doenças que fazem parte da Aids. Nesse caso, como o fungo é encontrado no corpo humano, a flora microbiana normal torna-se um elemento vulnerável ao aparecimento de doenças.

Hanseníase

Infecção bacteriana caracterizada por lesões na pele.

Agente causador

Bactéria *Mycobacterium leprae*.

Sinais e sintomas

Na manifestação branda da doença, a lesão na pele é acompanhada de perda de sensibilidade e despigmentação (perda da cor original da pele ou de um órgão). Na forma mais grave além da perda da sensibilidade tátil na área da lesão, também ocorrem espessamento e enrugamento da pele, dando-lhe o aspecto de "face leonina"; perda de sobrancelhas; destruição progressiva das cartilagens das orelhas e do nariz, assim como das pontas dos dedos.

Contágio

Não se sabe exatamente a forma de transmissão do bacilo da hanseníase. Provavelmente, a bactéria penetra através da pele, do nariz ou da boca, onde causa as lesões, que também podem atingir as vias respiratórias superiores, os olhos, os nervos periféricos e as glândulas suprarrenais.

Profilaxia e controle

Exame regular de lesões na pele, principalmente de indivíduos que mantenham contato prolongado e direto com pessoas que têm a doença; diagnóstico precoce, favorecendo tratamento imediato e eficaz; educação em saúde, destacando que a hanseníase é uma doença que tem cura.

Complicações

A perda da sensibilidade na pele favorece o descuido em relação a pancadas, cortes e queimaduras, podendo ocasionar feridas que, geralmente, se tornam infectadas por bactérias. Na fase mais avançada da doença, podem ocorrer também atrofia muscular e contratura das mãos e dos pés.

Impetigo

Infecção superficial da pele caracterizada pela formação de pústulas.

Agente causador

Bactérias como estafilococos e estreptococos.

Sinais e sintomas

Lesões com pus que causam irritação e coceira na pele, formando crostas que podem deixar cicatrizes.

Contágio

É uma doença altamente contagiosa, pois as pústulas se apresentam contaminadas com bactérias vivas. Como as lesões provocam coceira, o doente, principalmente a criança, costuma espalhar os microrganismos com as unhas por outras regiões do corpo, podendo, dessa maneira, contaminar outras pessoas.

Profilaxia e controle

Higiene pessoal; tratamento dos indivíduos contaminados; proteção das mãos da criança para evitar que ela se coce com as unhas, aumentando o ferimento e espalhando o microrganismo pelo resto do corpo.

Complicações

São raras, mas existem relatos de casos de furunculose, septicemia, meningite e osteomielite.

Herpes simples

Virose que se manifesta na pele ou nas mucosas apresentando sinais e sintomas que podem desaparecer durante algum tempo.

Agente causador

Vírus.

Sinais e sintomas

A doença se caracteriza por pequenas vesículas sobre uma área eritematosa – geralmente em torno da boca, nos lábios, nos olhos, na conjuntiva e nos órgãos genitais –, acompanhadas de febre, dor de cabeça e mal-estar. O vírus pode ficar latente e ser reativado quando o organismo do indivíduo é afetado por gripe, febre, cansaço, transtorno emocional, exposição excessiva à luz solar, traumatismos ou menstruação.

Contágio

Por contato direto com as lesões, seja através de beijo ou relação sexual e na prática dos profissionais de saúde (médicos, dentistas, enfermeiros, auxiliares de enfermagem).

Profilaxia e controle

Não manter contato direto com pessoas infectadas. Os profissionais da área de saúde devem adotar medidas de proteção individual, como lavar as mãos com água e sabão e secá-las com papel ou toalhas estéreis antes e depois de atender cada paciente; quando houver contato com sangue, secreções ou fluidos corpóreos, lavar as mãos imediatamente; usar luvas sempre que houver risco de contato com sangue, secreções ou fluidos corpóreos; usar óculos protetores em procedimentos nos quais gotículas de saliva ou sangue possam atingir os olhos (conjuntiva); usar máscaras para proteger as mucosas da boca e do nariz nas situações de risco; usar avental nos procedimentos que proporcionem contato com sangue, secreções ou fluidos e superfícies corpóreas contaminados; utilizar com o máximo cuidado instrumentos perfurocortantes (agulhas, bisturis, tesouras e outros).

Complicações

Inflamação grave da pele; encefalite; meningite; transmissão da infecção de mãe para filho durante o parto.

Pediculose

Inflamação da pele causada por pequenos artrópodes (piolho), mais comumente nas regiões do corpo cobertas por pêlos. Considerando-se que os piolhos são ectoparasitas, a doença pode ser considerada uma infestação.

Agente causador

Artrópodes *Pediculus humanus* (piolho da cabeça) e *Pthirus púbis* (parasita dos pelos da região pubiana).

Sinais e sintomas

Coceira intensa no local das lesões.

Contágio

Ocorre por contato direto com indivíduos que têm piolho ou pelo uso de seus objetos pessoais, principalmente pentes e escovas. A disseminação do artrópode é comum em locais onde há superpopulação com grandes períodos de convivência (creches, escolas, alojamentos militares).

Profilaxia e controle

Eliminar os piolhos por meio de medidas específicas; inspecionar cuidadosamente os cabelos das pessoas infestadas; usar pentes e escovas individuais; lavar roupas, pentes e escovas contaminados com água quente e sabão; manter boa higiene pessoal; evitar contato direto com quem estiver infestado com piolhos; eliminar lêndeas (ovos do piolho), que se agarram nas hastes dos pelos.

Complicações

Em consequência do ato de coçar, é possível que surjam infecções bacterianas no local da picada. Eventualmente, pode ocorrer uma doença febril (tifo exantemático), transmissível de pessoa a pessoa através da picada do piolho.

Erisipela

Infecção da pele e dos tecidos subcutâneos que geralmente acomete a face e os membros inferiores.

Agente causador

Bactéria *Streptococcus pyogenes*.

Sinais e sintomas

A bactéria penetra através da lesão cutânea e desencadeia infecção subcutânea com vermelhidão, inchaço e endurecimento.

Profilaxia e controle

Tratamento imediato da lesão na fase inicial com antibióticos, segundo orientação médica, para evitar complicações.

Complicações

Alguns doentes, quando não são tratados, podem desenvolver inflamação grave nos rins.

Aids

A Aids, sigla em inglês para Síndrome da Imunodeficiência Adquirida, é um conjunto de sinais e sintomas associados a doenças infecciosas e não infecciosas que são chamadas oportunistas por se instalarem no ser humano em consequência da diminuição da sua resistência, do enfraquecimento da imunidade. Esse somatório de sinais e sintomas é chamado de síndrome porque aparece como um conjunto de doenças; imunodeficiência porque diminui a capacidade de o organismo defender-se das doenças; adquirida porque é decorrente da infecção pelo HIV. A Aids ainda não tem cura, mas tem tratamento para controle.

Agente causador

Vírus HIV.

Sinais e sintomas

O portador do HIV pode apresentar um longo período assintomático. No caso de desenvolver a doença, os principais sinais e sintomas relacionados à baixa imunidade são febre com duração superior a um mês; acentuada perda de peso (mais de 10% do peso anterior); cansaço permanente não relacionado a esforço físico; suor noturno e calafrios; aumento generalizado dos nódulos linfáticos (ínguas); diarreia frequente sem causa definida, com duração também superior a um mês; tosse seca persistente, igualmente com duração superior a um mês; manchas roxas ou rosadas na pele; aparecimento de infecções oportunistas como candidíase, tuberculose, sarcoma de Kaposi etc.

Contágio

O vírus da Aids é transmitido por via sexual (sexo vaginal, oral ou anal, nas relações heterossexuais, bissexuais e homossexuais); exposição a sangue, produtos sanguíneos ou tecidos (transfusão de sangue ou seus derivados, transplante de órgãos, compartilhamento de drogas endovenosas); de mãe para filho por via perinatal – pelo útero ou no parto – e pelo leite materno; por material perfurocortante não esterilizado (agulhas, seringas, cortador de cutícula, instrumental médico-cirúrgico e odontológico).

Cabe destacar que o vírus HIV não é transmitido pelo contato diário, nem por abraços, beijos, apertos de mão, água, picada de mosquitos ou outros insetos, uso de assentos sanitários, telefones, louças, talheres, roupas de cama e de banho.

Profilaxia e controle

Usar camisinha nas relações sexuais (sexo seguro); limitar o número de parceiros sexuais; utilizar somente seringas e agulhas esterilizadas e descartáveis; esterilizar instrumentos perfurocortantes, como agulhas de acupuntura, cortadores de cutícula, instrumental médico e odontológico; manipular cuidadosamente instrumentos perfurocortantes; controlar rigorosamente o sangue doado e seus derivados (testagem); orientar as mulheres grávidas contaminadas para que façam acompanhamento pré-natal adequado, enfatizando os riscos de contaminação do recém-nascido através da amamentação; fazer triagem de doadores de órgãos, óvulos e sêmen; não compartilhar seringas.

Complicações

Decorrem dos efeitos das doenças oportunistas.

Hepatite B

Inflamação do fígado que pode provocar a destruição de seu tecido e comprometer suas funções.

Agente causador

Vírus da hepatite B.

Sinais e sintomas

Mais de 50% das infecções passam despercebidas. No início, a doença provoca dor de cabeça, febre, falta de apetite, náuseas, dor à palpação do fígado, além de vômitos. Com o tempo, pode ocorrer uma fase chamada ictérica, quando se verifica cor amarelada na pele e nos ossos, urina escura e aumento do fígado.

Contágio

Sangue, saliva e sêmen são infectantes; portanto, a transmissão dessa enfermidade tem sido atribuída a relações sexuais, administrações parenterais e de mãe para filho através da placenta. Há risco na realização de tatuagem, perfuração de orelha, no uso de drogas endovenosas, assim como nos procedimentos odontológicos, cirúrgicos e de hemodiálise que não obedeçam às recomendações sanitárias.

Profilaxia e controle

Usar somente seringas e agulhas esterilizadas e descartáveis; desinfetar e esterilizar instrumentos perfurocortantes, como agulhas de acupuntura, alicates de cutícula, instrumental médico e odontológico; manipular cuidadosamente instrumentos perfurocortantes; controlar rigorosamente o sangue doado e seus derivados; vacinação contra o vírus da hepatite B, principalmente para habitantes de áreas endêmicas e grupos de risco, como os profissionais de saúde.

Complicações

É comum a ocorrência de cirrose e câncer hepático.

Gonorreia

Doença infecciosa aguda que atinge as mucosas da uretra, do colo do útero e do reto. Pode afetar também a faringe (faringite gonocócica) em consequência da prática de sexo oral.

Agente causador

Bactéria *Neisseria gonorrhoeae* (gonococo).

Sinais e sintomas

Nos homens dor e dificuldade para urinar; corrimento de cor amarelada ou esverdeada ou, até mesmo, com sangue, que sai pelo pênis. As mulheres geralmente não apresentam sintomas. Em alguns casos, entretanto, podem ocorrer corrimento vaginal; aumento na frequência urinária; dor ao urinar. Dependendo das práticas sexuais, pode ocorrer infecção retal em ambos os sexos.

Contágio

A infecção é transmitida geralmente pelo contato sexual direto, mas, eventualmente, pode ser transmitida a um recém-nascido durante o parto, causando a conjuntivite gonocócica.

Profilaxia e controle

Não manter relações sexuais com pessoas infectadas (pelo menos enquanto a infecção não estiver controlada); usar camisinha; limitar o número de parceiros sexuais; realizar exame ginecológico ao menos uma vez por ano, para diagnosticar casos assintomáticos da doença; lavar os órgãos genitais com água e sabão logo após o ato sexual. Uma medida de rotina nas maternidades para prevenir a infecção dos olhos do recém-nascido é pingar, em cada olho, uma ou duas gotas de solução de nitrato de prata a 1% imediatamente após o nascimento.

Complicações

Nos homens, inflamação nos testículos e na próstata; nas mulheres, inflamação nas trompas, o que pode provocar esterilidade, além de inflamação nas articulações (artrite).

Sífilis

Infecção crônica que pode atingir qualquer tecido ou órgão do corpo. Pode ser transmitida sexualmente (sífilis adquirida) ou da mãe para o feto (sífilis congênita).

Agente causador

Bactéria Treponema *pallidum*.

Sinais e sintomas

A primeira manifestação da sífilis adquirida é uma ferida indolor denominada cancro, que aparece no local em que houve o primeiro contágio. Mesmo sem tratamento, essa ferida desaparece depois de algum tempo, o que leva o indivíduo a acreditar que ficou curado. A seguir, surgem indisposição, febre e pequenas manchas avermelhadas na pele, inclusive nas palmas das mãos e nas solas dos pés. Esses sinais e sintomas também desaparecem e se inicia um longo período de latência, que é assintomático. Na sífilis congênita, dependendo do grau de infecção do feto, pode ocorrer aborto espontâneo ou a criança pode sobreviver com feridas no corpo, pneumonia, cegueira, surdez ou apresentando, mais tarde, defeitos nos ossos da face, nos dentes, além de retardamento mental.

Contágio

- **Sífilis adquirida:** o contágio ocorre, na maioria dos casos, através da relação sexual (vaginal, anal e/ou oral), embora possa ocorrer a transmissão da bactéria, ocasionalmente, através de pequenas lesões não valorizadas (beijo ou mordedura). O microrganismo também pode ser transmitido por transfusões de sangue contaminado.
- **Sífilis congênita:** a mãe sifilítica passa a infecção através da placenta para o feto a partir do quarto mês da gestação.

Profilaxia e controle

Não manter relações sexuais com pessoas infectadas (pelo menos enquanto a infecção não estiver sob controle); usar camisinha; limitar o número de parceiros sexuais; controlar rigorosamente o sangue doado e seus derivados; tratar adequadamente os doentes; identificação e tratamento dos contatos; realizar pelo menos dois exames VDRL durante a gravidez, no primeiro e no terceiro trimestres; a lavagem dos órgãos sexuais após o ato sexual pode conferir alguma proteção aos indivíduos do sexo masculino.

Complicações

Cegueira, problemas neurológicos, lesões cardíacas e ósseas.

Tricomoníase

Infecção que determina inflamação na mucosa vaginal e, eventualmente, na uretra masculina.

Agente causador

Protozoário *Trichomonas vaginalis*.

Sinais e sintomas

O protozoário está associado à vaginite persistente em 20% das mulheres parasitadas, determinando prurido intenso (coceira), sensação de queimação e corrimento branco-amarelado. No homem, a doença geralmente é assintomática, mas em alguns casos pode surgir uretrite, com ligeira ardência durante a micção.

Contágio

Na maioria das vezes, a transmissão ocorre pelo contato sexual. Em alguns casos pode ocorrer de forma indireta, por meio de objetos contaminados como, roupas íntimas, espéculo vaginal (bico-de-pato), utilizado em exames ginecológicos, toalhas etc. Se o parasita atinge o hospedeiro e encontra condições adequadas de proliferação, multiplica-se no meio vaginal ou na uretra masculina.

Profilaxia e controle

Higiene do corpo; evitar contato sexual com pessoas contaminadas; usar camisinha; limitar o número de parceiros sexuais, o que reduz drasticamente a possibilidade de contaminação.

Complicações

Se transformada em quadro clínico crônico, a doença pode evoluir para salpingite e levar à esterilidade mulheres em idade fértil.

Contaminação por vetores

Vetores são seres vivos que transportam o agente infeccioso de um hospedeiro para outro. Vetor mecânico é aquele que se limita a transportar o agente infeccioso, sem que o agente se desenvolva ou se multiplique nesse vetor, como a mosca, que transporta agentes infecciosos em suas patas. Vetor biológico é aquele que abriga o agente infeccioso e serve de local para o desenvolvimento de parte de sua vida. O mosquito anófele é um exemplo de vetor biológico, onde o plasmódio, agente infeccioso da malária, passa parte do seu ciclo vital.

Uma importante questão em relação aos vetores é a preocupação de preservar as florestas, evitando destruir o sistema ecológico existente, o que acarreta a invasão de mosquitos nas áreas urbanas.

Ao contrário do que se pensava no passado, o desenvolvimento econômico não eliminou os agravos de origem infecciosa. O aumento da incidência de doenças transmitidas por vetores urbanos está fortemente relacionado ao nosso modelo de (des)organização social. O retorno e a difusão da dengue nos anos 1980 ilustram o problema.

Dengue

Virose transmitida pelo mosquito Aedes aegypti (fêmea) no ambiente urbano.

Agente causador

Arbovírus da família *Flaviviridae*.

Sinais e sintomas

Febre alta (entre 39°C e 40°C); dor de cabeça; dores nas articulações; fraqueza; falta de apetite; manchas na pele (exantema); vômitos. Pode haver também coceira, náuseas e diarreia. A doença pode se apresentar de forma branda (clássica) ou grave (hemorrágica).

Contágio

Mosquito *Aedes aegypti* que pica um indivíduo contaminado e depois outro sadio.

Profilaxia e controle

Educação ambiental para a erradicação do mosquito *Aedes aegypti* no ambiente urbano; instalação de rede básica de saneamento; emprego de inseticidas; evitar o acúmulo de água parada para impedir ou diminuir a multiplicação do vetor; uso de repelentes na pele e de mosquiteiro nas camas; colocação de telas protetoras em portas e janelas das habitações.

Complicações

Um segundo ataque da doença pode determinar a enfermidade denominada dengue hemorrágica, caracterizada por hemorragias, principalmente intestinais. Isso pode levar o doente à morte.

Febre amarela

Virose infecciosa aguda transmitida pelo mosquito Aedes aegypti.

Agente causador

Vírus amarílico, arbovírus da família *Flaviviridae*.

Sinais e sintomas

Febre; dor de cabeça intensa; dores musculares generalizadas; náuseas e vômitos. À medida que a doença progride, aumenta a prostração, aparecendo sinais de ataque ao fígado e aos rins, cor amarelada na pele e diminuição dos batimentos cardíacos.

Contágio

Mosquito *Aedes aegypti* que pica um indivíduo contaminado e depois outro sadio.

Profilaxia e controle

Vacinação, disponível desde 1930; uso de inseticidas para controle do vetor (mosquito); limpeza de objetos que podem funcionar como reservatórios; educação ambiental.

Complicações

Embora o paciente possa ficar totalmente curado, existem casos fatais decorrentes de hemorragias.

Doença de Chagas

Infecção aguda causada por protozoário encontrado no percevejo conhecido como barbeiro, chupança, chupão, bico de parede, fincão e bicudo. Também é chamada de tripanossomíase americana. Recebeu o nome de Chagas porque foi descrita pela primeira vez pelo médico brasileiro Carlos Chagas, em 1909.

Agente causador

Protozoário *Trypanosoma cruzi*.

Sinais e sintomas

Aumento do esôfago, cólon, fígado e baço; lesão do miocárdio e, em consequência, aumento do coração, prejudicando seu funcionamento; febre; falta de apetite; dor de cabeça; mal-estar geral.

Contágio

O percevejo vive nos buracos das casas de pau-a-pique ou entre os tijolos de paredes sem reboco. Costuma atacar o homem à noite, mais frequentemente nos lábios ou na pálpebra externa, eliminando fezes contaminadas com o *Trypanosoma*. Esses parasitas penetram pelo local da picada, atingindo a corrente sanguínea do hospedeiro. Quando outro barbeiro pica o homem ou outro animal infectado, absorve junto com o sangue os parasitas e se torna capaz de infectar outra vítima. A transmissão pode ocorrer por transfusão de sangue e através da placenta, de mãe para filho. A transmissão transfusional (sangue) ganhou importância nos últimos 20 anos, por meio da migração de pessoas infectadas da área rural para a cidade e do controle deficiente dos serviços de hemoterapia.

Profilaxia e controle

Uso de inseticidas específicos para o combate ao barbeiro; melhoria das condições de habitação através de programas governamentais destinados à população de baixa renda, evitando-se a construção de moradias de pau-a-pique, barro e cobertura de sapê; uso de mosquiteiros nas camas; controle dos doadores de sangue; educação ambiental.

Complicações

Insuficiência cardíaca.

Filariose

Doença parasitária, de evolução lenta, causada por um pequeno verme que é transmitido ao homem pelo mosquito Culex (pernilongo, muriçoca, carapanã).

Agente causador

Helminto *Wuchereria bancrofti*.

Sinais e sintomas

Íngua; febre; mal-estar; dor de cabeça; fadiga; falta de apetite; náuseas; insônia. Também pode ocorrer obstrução dos vasos linfáticos pelo helminto, o que ocasiona aumento exagerado de partes do corpo, como seios, braços, saco escrotal ou pernas. Nesses casos, a doença é popularmente conhecida como elefantíase.

Contágio

Quando o mosquito pica o homem, a larva do verme penetra no local da picada e, eventualmente, atinge os vasos linfáticos, onde se desenvolve até o estágio adulto.

Profilaxia e controle

Uso de inseticidas para combate aos mosquitos; instalação de rede básica de saneamento; uso de repelente na pele e de mosquiteiros nas camas; instalação de telas protetoras em janelas e portas das habitações; educação ambiental.

Complicações

Podem ocorrer abscessos inguinais e erisipela.

Leishmaniose

Infecção causada por protozoários e transmitida por mosquitos flebótomos, popularmente conhecidos como cangalha, asa dura, mosquito-palha, birigui e tatuíra. No Brasil, as formas mais comuns dessa doença são a visceral e a cutânea. A leishmaniose visceral, também conhecida como calazar, é uma doença infecciosa generalizada que atinge pulmão, tubo digestivo e fígado. Na leishmaniose cutânea, também conhecida como úlcera de Bauru, o protozoário produz uma lesão na pele que evolui até formar uma úlcera.

Agente causador

- **Leishmaniose visceral** – protozoário *leishmania donovani*.
- **Leishmaniose cutânea** – protozoário *leishmania brasiliensis*.

Sinais e sintomas

- **Leishmaniose visceral** – febre com intervalos irregulares, que pode durar meses e até anos; emagrecimento intenso; aumento do volume do fígado e do baço. Em geral não há lesões no local da picada.
- **Leishmaniose cutânea** – eliminação de crostas e obstrução nasal; lesões no nariz, podendo destruir o septo (deformidade chamada de nariz de anta); lesões nos lábios, palato, língua, orofaringe e laringe.

Contágio

O mosquito pica um animal infectado (cão ou gato) e suga o parasita junto com o sangue. O parasita sofre transformações dentro do inseto e depois é introduzido no homem através da picada do mosquito.

Profilaxia e controle

Uso de inseticidas para combate ao mosquito; instalação de rede básica de saneamento; uso de repelentes na pele e mosquiteiros nas camas; instalação de telas protetoras nas portas e janelas; tratamento ou extermínio de cães e gatos infectados pelo parasita; educação ambiental.

Complicações

Na forma visceral, podem ocorrer hemorragias e infecções nos pulmões, fígado e rins. Na forma cutânea, podem aparecer infecções oportunistas graves nas lesões. A evolução da doença pode provocar epistaxis.

Malária

Doença parasitária transmitida por mosquitos Anopheles. Também é conhecida como impaludismo, maleita, febre terçã, febre quartã, tremedeira e febre palustre.

Agente causador

Protozoário *Plasmodium*.

Sinais e sintomas

Calafrios; febre alta (entre 40°C e 42°C); dor de cabeça; dor muscular; aumento do volume do baço; anemia; sudorese; náuseas e vômitos.

Contágio

Ao picar o homem, o mosquito (fêmea) introduz uma forma infectante do protozoário que cai na corrente sanguínea e penetra nas células do fígado. A malária também pode ser transmitida por injeção ou transfusão de sangue de pessoas infectadas ou por seringas contaminadas.

Profilaxia e controle

Uso de inseticidas para combate aos mosquitos; instalação de rede básica de saneamento; uso de repelentes na pele e mosquiteiros nas camas; instalação de telas protetoras nas portas e janelas das moradias.

Complicações

Pode ocorrer lesão cerebral, que provoca dor de cabeça intensa, rigidez de nuca, convulsões e coma. Também se observam anemia profunda e doenças renais.

Peste bubônica

Doença infecciosa que aparece nas comunidades sempre que há proliferação incontrolável de roedores e, consequentemente, de suas pulgas.

Agente causador

Bactéria *Yersinia pestis*.

Sinais e sintomas

Febre alta; calafrios; cefaléia intensa; dores por todo o corpo; anorexia; náuseas e vômitos; mal-estar geral; aparecimento de nódulos linfáticos (ínguas) bastante inchados, denominados bubões. Existe também uma forma contagiosa da doença que afeta os pulmões (peste pneumônica).

Contágio

Mordida da pulga que infesta roedores silvestres – ratos, esquilos, marmotas, lebres e outros. A proliferação incontrolável desses animais em ambiente urbano pode facilitar o espalhamento da pulga e, consequentemente, da doença. Eventualmente, a infecção pode ser adquirida em florestas e áreas de agricultura. A peste bubônica não é transmitida de pessoa doente para pessoa sadia.

Profilaxia e controle

Evitar a proliferação de roedores silvestres e de suas pulgas nos ambientes em que o homem convive prolongadamente (habitação, trabalho, lazer etc.); uso de inseticida em situações de emergência.

Complicações

A bactéria pode invadir a corrente sanguínea e infectar todos os órgãos, causando hemorragias e morte.

Tifo epidêmico

Doença infecciosa causada por um microrganismo transmitido ao homem por piolhos que infestam a cabeça ou outros pelos do corpo.

Agente causador

Rickettsia prowazeki.

Sinais e sintomas

Mal-estar; dor de cabeça; pequena elevação da temperatura do corpo; dores musculares generalizadas; calafrios; manchas avermelhadas no corpo (exantemas).

Contágio

Picada do piolho da cabeça (*Pediculus capitis*), do piolho dos pelos do corpo (*Pediculus humanus*) e do piolho dos pelos pubianos (*Phthirus pubis*). Atualmente, os focos epidêmicos mais importantes da doença encontram-se na África, mas existem focos epidêmicos também na América do Sul, na América Central e em países da Ásia.

Profilaxia e controle

Inspecionar cuidadosamente a cabeça; usar pentes e escovas individuais; lavar roupas, pentes e escovas contaminados com água quente e sabão; manter boa higiene pessoal; evitar contato direto com quem estiver infestado com piolhos.

Complicações

Nos casos mais graves da doença, podem ocorrer distúrbios mentais, queda da pressão arterial (hipotensão), diminuição da micção, bem como gangrena da pele, dos órgãos genitais e dos dedos das mãos.

Capítulo 4

PROMOÇÃO DA SAÚDE NOS AMBIENTES DE SAÚDE

As pessoas circulam em diversos tipos de ambientes, mas talvez o que tenha maior peso em suas vidas, pelo tempo que se passa nele, seja o ambiente de trabalho. O tipo de desgaste a que os indivíduos estão permanentemente submetidos em seus ambientes profissionais e as relações que eles estabelecem com o trabalho são fatores determinantes no processo de adoecimento.

Além do espaço físico

Os ambientes de trabalho são muito diversos e representam um conjunto de dimensões que se referem não só ao ambiente físico propriamente dito, mas também à organização do trabalho naquele espaço.

Alguns ambientes profissionais são caracterizados por excesso de problemas, os quais são chamados de estímulos mórbidos. Sobrecarga, repetição de tarefas, desconforto, manuseio de material biológico e substâncias tóxicas, exposição a agentes físicos e químicos são alguns exemplos.

Condições precárias relacionadas ao ambiente de trabalho colocam em risco tanto a saúde do trabalhador como a daqueles que dependem dos produtos gerados a partir desse trabalho, os clientes. Um ambiente sadio, do ponto de vista da segurança ambiental e profissional, promove saúde para todos.

Especificamente na área de saúde, os ambientes são estabelecimentos complexos, que incluem diversos tipos de serviços, como é o caso de laboratórios, farmácias de manipulação, hospitais, ambulatórios, consultórios médicos e odontológicos, clínicas de fisioterapia, clínicas de estética e embelezamento, entre outros.

Nesses ambientes de saúde, há riscos físicos (ruído, calor, frio, umidade, radiações ionizantes e não ionizantes, vibração), químicos (gases, vapores, poeiras) e biológicos (fungos, vírus, bactérias, protozoários, helmintos). Ainda assim, até muito recentemente não eram comuns discussões voltadas para os riscos e as doenças associados ao ambiente profissional de saúde. Somente a partir da conceituação mais ampla de saúde e bem-estar é que o ambiente de trabalho assumiu papel de destaque.

Biossegurança

Segundo a ANVISA, biossegurança é a "condição de segurança alcançada por um conjunto de ações destinadas a prevenir, controlar, reduzir ou eliminar riscos inerentes às atividades que possam comprometer a saúde humana, animal e o meio ambiente".

O conceito de risco refere-se ao grau de probabilidade de os membros de uma população desenvolverem determinada doença ou evento relacionado à saúde em um período de tempo.

O ambiente hospitalar, em particular, é considerado insalubre, uma vez que agrupa pacientes portadores de diversas enfermidades e comporta inúmeros riscos de ordens física, química e biológica. No entanto, acidentes e contaminações geralmente podem ser evitados com a observação rigorosa de normas de biossegurança e prevenção.

Contaminação biológica

No Brasil, somente a partir de década de 1970 a biossegurança se estabeleceu como área de conhecimento. Ainda assim, somente nos anos 1980, com a descoberta da Aids, é que surgiu uma preocupação mais efetiva com os riscos ocupacionais relacionados à atividade profissional em saúde, resultando no estabelecimento de um conjunto de normas e recomendações técnicas apoiadas na legislação vigente. A OPAS define riscos ocupacionais como sendo "acidentes ou doenças a que estão expostos os trabalhadores no exercício ou por motivo da atividade que desempenham".

O tipo de agente envolvido em uma exposição ocupacional pode ser determinante na avaliação do risco de infecção. Por exemplo, no caso específico do HIV, o risco estimado de transmissão após um acidente com agulha ou material cortante é de 0,3%. Esse risco é mais baixo naqueles acidentes que envolvem mucosas expostas a sangue contaminado: 0,1%.

Risco biológico é a probabilidade de exposição ocupacional a agentes biológicos, segundo definição da Norma Regulamentadora nº 32 do Ministério do Trabalho e Emprego.

Os agentes de risco biológico são divididos em quatro classes, dependendo do poder patogênico, do modo de transmissão, da variedade do hospedeiro e das medidas de prevenção e tratamento disponíveis:

- **Risco 1 –** baixa probabilidade de causar enfermidades no homem.
- **Risco 2 –** pode provocar infecção grave no homem, porém há medidas de prevenção.
- **Risco 3 –** pode provocar enfermidades graves no homem, mas que não se propagam de uma pessoa infectada a outra.
- **Risco 4 –** pode provocar enfermidades graves no homem e em outros animais, sendo também de fácil propagação de um indivíduo a outro.

Na área da saúde, há o risco iminente de contaminação biológica. Portanto, muito mais que uma tarefa, a biossegurança é uma maneira de agir, resultado de uma atuação responsável. Trata-se de um compromisso com a vida (do trabalhador, da clientela e do ambiente).

Dentre as categorias profissionais que atuam em ambientes de saúde, a enfermagem é considerada a de maior exposição a acidentes com materiais biológicos. Três fatores contribuem para essa vulnerabilidade: é o maior grupo nos serviços de saúde, é a categoria profissional que permanece mais tempo de trabalho em contato direto assistindo o paciente e é também a que desenvolve com mais frequência procedimentos invasivos, atividade que a expõe a riscos ocupacionais recorrentes.

Os odontólogos representam outra categoria profissional com grande risco de exposição a acidentes com material biológico. Estudos mostram que aproximadamente 85% dos odontólogos têm pelo menos uma exposição percutânea (punctórios com agulhas, cortes) a cada cinco anos.

Cuidados com o ambiente de saúde

Diferentes ambientes compõem a planta física de um hospital. Cada um deles apresenta um potencial específico ligado à transmissão de infecções. Em 1992, o Ministério da Saúde estabeleceu uma classificação para as diferentes áreas que fazem parte do ambiente hospitalar com base no risco potencial de contaminação. Recentemente, a ANVISA instituiu a RDC 50 de 21/2/2002, estabelecendo a seguinte classificação:

- **Áreas críticas –** aquelas em que existe risco aumentado de transmissão de infecção, seja em função dos procedimentos de risco realizados, seja pelos pacientes com sistema imunológico deprimido que nelas se encontram. Entre as áreas críticas estão salas cirúrgicas e de parto, sala de recuperação pós-anestésica, unidade de tratamento intensivo, sala de hemodiálise, berçário de alto risco, laboratório de análises clínicas, banco de sangue, cozinha, lactário e lavanderia.
- **Áreas semicríticas –** aquelas ocupadas por pacientes ou clientes com doenças infecciosas de baixa transmissibilidade e doenças não-infecciosas. Entre elas estão enfermarias, ambulatórios, radiologia, ultrassonografia e central de esterilização de materiais.
- **Áreas não críticas –** aquelas que não são ocupadas por pacientes ou clientes e que, teoricamente, não apresentam risco de transmissão de infecção. São elas: escritório, almoxarifado, serviço de administração hospitalar, manutenção, vestiários e sanitários públicos.

As áreas críticas e semicríticas requerem limpeza e desinfecção, enquanto as não críticas, apenas limpeza. As áreas de terapia intensiva são as mais críticas em termos de risco de ocorrência e gravidade de infecções hospitalares; por essa razão, a vigilância é considerada prioritária.

Limpeza de áreas e superfícies hospitalares

Os ambientes de saúde, e o hospitalar em particular, necessitam de limpeza cuidadosa de todas as suas áreas e superfícies. Do cuidado com esse ambiente depende a segurança de pacientes e de profissionais de saúde.

A prevenção e o controle da infecção hospitalar exigem o processamento adequado de artigos odonto-médico-hospitalares. Instrumentos, talheres, louças, comadres, papagaios, acessórios de equipamentos, entre outros, podem se tornar veículos de agentes infecciosos. Portanto, após o uso, esses artigos necessitam passar por processos de descontaminação, com o objetivo de reduzir muito o nível de microrganismos, sem necessariamente eliminá-los. Quando aplicado sobre artigos e superfícies, esse processo torna-os seguros para manuseio futuro.

Alguns fatores, como o número de pessoas, a quantidade de atividade e de umidade local, favorecem o número e o tipo de microrganismos presentes em um ambiente.

Inúmeros prejuízos são gerados pelo uso indevido e inadequado de produtos destinados a limpeza, descontaminação e desinfecção de superfícies, bem como de artigos hospitalares. Processamento inadequado, desperdício e desgaste precoce do material exemplificam o mau uso. Os passos e os tipos de processamento dos artigos odonto-médico-hospitalares variam de acordo com seu emprego.

Artigos que se destinam a procedimentos invasivos, na pele e nas mucosas adjacentes, nos tecidos subepiteliais ou no sistema vascular, devem ser esterilizados. A esterilização é o processo que promove completa eliminação ou destruição de todas as formas de vida microbiana: vírus, bactérias, fungos, protozoários, esporos. Esse processo pode ser físico (autoclave, estufa), químico (glutaraldeído, formaldeído) ou físico-químico. A autoclavação é o processo de esterilização mais usado.

Artigos destinados ao contato com a pele não íntegra ou com mucosas íntegras requerem desinfecção ou, dependendo do uso, esterilização. A desinfecção é o processo físico ou químico que destrói todos os microrganismos, exceto os esporulados. Já os artigos destinados ao contato com a pele íntegra do paciente demandam limpeza ou desinfecção, dependendo do uso. A limpeza é o processo que tem como objetivo remover sujidade de qualquer superfície.

Segundo normas do Ministério da Saúde, é desnecessária a desinfecção de superfícies fixas como pisos, paredes, tetos, janelas, portas, mobiliários e equipamentos. Deve ser realizada desinfecção localizada caso haja respingo ou deposição de matéria orgânica, como sangue, secreções ou excreções.

Produtos usados na desinfecção

Produto	Nível de desinfecção	Tempo de exposição	Restrições de uso	Equipamento de proteção individual (EPI)
Glutaraldeído a 2%	Alto	30 minutos	Materiais porosos retêm o produto	Máscara de filtro químico, avental impermeável, óculos, luvas de borracha de cano longo, botas.
Ácido peracético a 0,2%	Alto	10 minutos	Danifica metais como alumínio anodizado	Avental impermeável, óculos, luvas de borracha de cano longo, botas. Possui baixa toxicidade, por isso o manipulador não precisa usar máscara.
Hipoclorito de sódio a 1%	Médio	30 minutos	Danifica metais e mármore	Avental impermeável, óculos, luvas de borracha de cano longo, botas.
Álcool a 70%	Médio	30 segundos	Danifica acrílico e borracha	Luvas de borracha.

A tarefa de seleção, escolha e aquisição de produtos químicos para limpeza, descontaminação, desinfecção e esterilização em ambientes de saúde precisa considerar diversos fatores, tais como: a natureza da superfície a ser limpa ou desinfetada; o tipo e o grau de sujidade e sua forma de eliminação; o tipo de contaminação e sua forma de eliminação (microrganismo envolvido com ou sem matéria orgânica presente); a qualidade da água e sua influência na limpeza e desinfecção; o método de limpeza e desinfecção; os tipos de máquinas e acessórios existentes; a segurança na manipulação e no uso. Para cada produto químico e cada objetivo a ser alcançado existem uma diluição e um tempo de exposição adequados, que devem respeitar as recomendações do fabricante e o protocolo estabelecido pela Comissão de Controle da Infecção Hospitalar (CCIH), inclusive quanto à necessidade de utilização de EPIs. Esses equipamentos destinam-se a proteger a saúde e a integridade física do trabalhador, segundo definição da Norma Regulamentadora nº 6 do Ministério do Trabalho e Emprego.

O EPI depende da natureza do risco ao qual o trabalhador se expõe. Esses riscos são relacionados ao material biológico, químico e térmico. A lavagem de artigos contaminados, por exemplo, requer a utilização de avental impermeável, máscara, óculos e luvas grossas. Já o enxágue de material após a desinfecção deve ser feito com o uso de avental impermeável, máscara, óculos e luvas de procedimento.

O uso do EPI se destina à prevenção da transmissão de infecções através de contato com material biológico. No entanto, a disponibilidade do EPI deve estar associada ao uso adequado do equipamento.

A empresa é obrigada a fornecer gratuitamente aos empregados equipamento de proteção individual adequado ao risco e em perfeito estado de conservação e funcionamento, nas seguintes circunstâncias: sempre que as medidas de proteção coletiva forem tecnicamente inviáveis ou não oferecerem completa proteção contra os riscos de acidentes do trabalho e/ou doenças profissionais; enquanto as medidas de proteção coletiva estiverem sendo implantadas e para atender a situações de emergência.

Precauções e prevenção de infecções

Com o objetivo de reduzir o risco de transmissão de microrganismos nos serviços de saúde, foi proposto pelo Ministério da Saúde um conjunto de medidas denominadas precauções-padrão (PP). As medidas incluem o uso de barreiras, de EPI e devem ser aplicadas sempre que houver possibilidade de contato com sangue, secreções, excreções e/ou fluidos corpóreos, pele e mucosa não íntegras.

O Sistema de Precauções-Padrão aplica-se a todos os pacientes, independentemente do seu diagnóstico ou status sorológico. Essas precauções abrangem:

- **Lavagem das mãos –** com água e sabão, antes e após todo contato com o paciente e entre dois procedimentos realizados no mesmo paciente.
- **Uso de luvas –** quando há possibilidade de contato com sangue, fluidos corporais, secreção, excreções ou materiais potencialmente infectantes.

- **Uso de avental** – quando há possibilidade de contato da pele ou roupas do profissional de saúde com sangue ou líquidos corporais potencialmente infectantes.
- **Uso de máscara, óculos e protetor facial** – quando há possibilidade de respingos de sangue ou líquidos corporais potencialmente infectantes atingirem a face do profissional de saúde.
- **Descarte de materiais perfurocortantes** – em caixas específicas, que devem ser dispostas em locais visíveis e de fácil acesso. Reencapar agulhas é proibido.
- **Descontaminação de superfícies** – caso haja presença de sangue ou líquidos corporais potencialmente infectantes.

Para prevenir disseminação exógena da infecção, há ainda um conjunto adicional de precauções, recomendadas em casos de pacientes com infecção conhecida ou suspeita que exija mais que o padrão. De acordo com o tipo de transmissão, três tipos de precauções são propostos: precauções contra aerossóis, precauções por gotículas e precauções de contato.

As precauções contra aerossóis têm como objetivo reduzir o risco de exposição e infecção pela rota de transmissão aérea. Há microrganismos (de tamanho inferior a 5 micra) que podem ser transportados por microgotículas e permanecer no ar por longos períodos de tempo, contendo agente infeccioso viável, como os da tuberculose, da varicela e do sarampo. Esses microrganismos podem ser inalados por um hospedeiro suscetível, alcançando seus alvéolos. Como precaução, além de garantir circulação do ar e ventilação especial, é importante considerar estas recomendações:

- Higienização das mãos.
- Proteção respiratória (máscara com filtro) para o profissional de saúde entrar no quarto. Em casos de quarto coletivo, o paciente deve usar o mesmo tipo de máscara.
- Máscara cirúrgica para o paciente em caso de transporte e para aqueles que o visitarem.

As precauções por gotículas são para reduzir a disseminação de patógenos maiores que 5 micra, como *Haemophilus influenzae* e *Neisseria meningitidis*, a partir de um indivíduo infectado. Gotículas originadas de um indivíduo fonte durante a tosse, o espirro, a conversação ou procedimentos específicos (aspiração broncoscopia) podem alcançar as membranas mucosas do nariz, da boca ou da conjuntiva de um hospedeiro suscetível. Podem ser incluídos nessa categoria os agentes etiológicos da rubéola, caxumba, coqueluche e da infecção por citomegalovírus. Considerando que as gotículas não permanecem em suspensão, não é necessário promover a circulação do ar ou ter ventilação especial. Mas é recomendável:

- Higienização das mãos.
- Máscara cirúrgica para o profissional de saúde entrar no quarto.
- Máscara cirúrgica para o paciente, em caso de transporte ou quando compartilhar quarto/enfermaria com outros pacientes.

As precauções por contato visam evitar a transmissão de infecções hospitalares. O processo de transmissão envolve dois subgrupos: contato direto e contato indireto. O direto abrange o contato pele a pele e a transferência física de um indivíduo infectado (ou colonizado) para um suscetível. No contato indireto, a transmissão se dá por intermédio de objetos contaminados (instrumentos contaminados, agulhas, roupas). As gastrenterites, o impetigo, a pediculose, a escabiose, o herpes simples e a furunculose podem ser incluídos nessa categoria. São recomendações importantes:

- Higienização das mãos.
- Capote e luvas para contato com a pele e mucosas do paciente.
- Estetoscópio, esfigmomanômetro e termômetro de uso individual.
- Cuidados especiais com todas as roupas usadas pelo paciente.

A higienização das mãos é, sem dúvida, uma das principais medidas de controle e prevenção das infecções hospitalares e de redução de danos associados ao perfil de morbimortalidade dos pacientes, pois previne a disseminação de microrganismos para ambientes, pacientes, trabalhadores da área da saúde e equipamentos. Lavar as mãos salva vidas. Recomenda-se higienizá-las:

- Antes e após o contato com o paciente.
- Após a retirada de luvas.
- Após o contato com sangue, fluidos corpóreos, secreções, excreções e objetos contaminados.

Alguns fatores são fundamentais para o sucesso dessa prática: o produto utilizado; o tempo de fricção; a lavagem de toda a superfície das mãos, com atenção para as unhas (há numerosos microrganismos sob elas); a retirada de anéis; o enxágue rigoroso e o uso de papel-toalha.

Há muito o que se fazer pela prevenção e pelo controle de infecções. O bom profissional não deve se deter diante das dificuldades. A falta de infraestrutura, a sobrecarga de trabalho, a demanda excessiva, a insuficiência de profissionais não podem justificar a falta de compromisso com a vida (dele mesmo e do outro). Manter-se atualizado tecnicamente, mostrar-se capaz de selecionar prioridades, zelar pelo bom relacionamento com todos e adotar uma atitude proativa fazem toda a diferença no perfil de um profissional envolvido com a saúde e com o ambiente.

Infecção hospitalar

Também chamada de nosocomial, a infecção hospitalar é aquela que não apresenta qualquer evidência de estar presente ou em estágio de incubação no momento da admissão de um indivíduo no hospital. É, portanto, um processo infeccioso adquirido como resultado da hospitalização, podendo manifestar-se durante a internação ou após a alta.

A Portaria do Ministério da Saúde nº 2.616, de 12/5/1999, define que a "vigilância epidemiológica das infecções hospitalares é a observação ativa, sistemática e contínua de sua ocorrência e de sua distribuição entre pacientes, hospitalizados ou não, e dos eventos e condições que afetam o risco de sua ocorrência, com vistas à execução oportuna das ações de prevenção e controle".

O processo infeccioso é resultante da interação entre o agente patogênico, cuja frequência é maior no ambiente hospitalar, e o hospedeiro (organismo humano), que geralmente se apresenta com a resistência comprometida, favorecendo a transmissibilidade das doenças.

O controle da infecção hospitalar tem como objetivo quebrar essa cadeia. Todos os profissionais que atuam no ambiente hospitalar, clínicas geriátricas e outras instalações de serviços de saúde desempenham papel fundamental nesse controle e devem ter um objetivo comum: a qualidade da atenção ao paciente.

Diversos microrganismos podem estar envolvidos com o início de infecção hospitalar, como bactérias (90% dos casos), fungos, vírus etc. Dentre as bactérias, identificamos *Staphylococcus aureus*, *Escherichia coli*, *Pseudomonas aeruginosa*, *Klebsiella*, *Enterobacter* e *Enterococcus* como causadoras do maior número de infecções hospitalares. Esses agentes infecciosos podem ser transmitidos aos pacientes tanto pelos procedimentos do pessoal que trabalha no hospital como por outros pacientes, mas também podem ser adquiridos diretamente da própria microbiota do indivíduo hospitalizado, cujo sistema imunológico pode estar comprometido e sem capacidade de reagir às agressões microbianas.

A infecção hospitalar pode ser adquirida de diversas maneiras, entre as quais destacam-se: procedimentos cirúrgicos, inserção e manutenção de cateteres venosos vesicais, tubos endotraqueais, injeção de fluidos endovenosos e utilização de equipamentos para apoio respiratório. As mãos do pessoal que lida com pacientes também são veículos importantes na transmissão de microrganismos.

O uso intenso de antibióticos no ambiente hospitalar favorece a seleção de bactérias resistentes a esses antimicrobianos. O MARSA, sigla em inglês para um tipo de *Staphylococcus aureus*, é um exemplo de microrganismo multirresistente – no caso, a antibióticos do grupo das meticilinas (similar à oxacilina). Bactérias como essas podem ser transmitidas de um paciente a outro pelos meios já citados.

Alguns fatores relacionados ao hospedeiro o tornam mais suscetível à aquisição de infecções hospitalares: idade (principalmente recém-nascidos e idosos), condições clínicas e nutricionais, uso de drogas imunossupressoras, desordens metabólicas e hematológicas, traumas graves e múltiplos procedimentos invasivos.

Programas de controle

As ações efetivas de controle das infecções hospitalares começaram em 1983, com a Portaria nº 196 do Ministério da Saúde, que determinou a manutenção de uma CCIH em todos os hospitais do país, definindo suas diretrizes. Mais tarde, em 1997, a Lei nº 9.431 tornou obrigatória a criação e manutenção do Programa de Controle de Infecções Hospitalares (PCIH), que seria um "conjunto de ações desenvolvidas, deliberada e sistematicamente, com vistas à redução máxima possível da incidência e da gravidade das infecções hospitalares".

A Portaria nº 196/1983 descreve a constituição da CCIH, indicando para seu núcleo básico profissionais como médico, enfermeiro, representante do laboratório de análise clínica, da farmácia e da administração. O papel da CCIH é, em primeiro lugar, zelar pela segurança do paciente, protegendo-o. Adicionalmente, cabe à comissão proteger profissionais de saúde, visitantes e outras pessoas no ambiente da instituição.

Para alcançar seu objetivo, a CCIH analisa e discute os principais recursos e procedimentos que visam à diminuição da taxa de infecção hospitalar, tais como uso racional e controlado de antibióticos, aplicação de métodos rigorosos de esterilização e desinfecção do instrumental e do equipamento hospitalar, utilização de material descartável esterilizado, limpeza e descarte da roupa de cama, antissepsia rigorosa das mãos entre os atendimentos de pacientes, além de desinfecção ou sanitização de salas de cirurgia, berçários, enfermarias e quartos de pacientes.

Cabe ainda à CCIH medir o risco de aquisição de infecção hospitalar, avaliar prioridades para seu controle e verificar a necessidade de programas educativos, colaborando na sua execução. Merece destaque o papel que cada profissional vinculado aos diversos ambientes de saúde pode desempenhar no exercício consciente e competente de suas funções para prevenir as infecções hospitalares e promover melhor qualidade de vida aos pacientes.

A comissão exerce uma atividade importantíssima de vigilância epidemiológica, treinamento em serviço, elaboração e acompanhamento de protocolos relacionados ao controle da infecção hospitalar, implantação de sistema de controle do uso de medicamentos antimicrobianos e investigação dos casos notificados. Infelizmente, as estratégias de acompanhamento e comunicação das taxas de infecção hospitalar ficam muitas vezes restritas à direção da casa, e sua divulgação pública é muito limitada. Os dados passíveis de serem encontrados variam muito de acordo com as instituições e com a abordagem das Secretarias Municipais e Estaduais de Saúde.

Cuidados básicos

Na prevenção e no controle das infecções hospitalares, devem ser observadas as seguintes medidas ou precauções gerais:

- Promoção do aumento das defesas do organismo do paciente, com nutrição adequada e tratamento da doença que causou a internação.
- Lavagem e antissepsia frequentes das mãos de todo o pessoal de atendimento e atenção ao paciente.
- Afastamento das condições que favorecem o desenvolvimento de microrganismos (calor, umidade, falta de higiene etc.).
- Cuidados especiais com recém-nascidos, crianças e idosos.
- Diminuição dos procedimentos que invadem o organismo do indivíduo e desenvolvimento de técnicas assépticas.
- Controle do uso de antimicrobianos, principalmente de antibióticos.
- Implantação de melhores condições de trabalho para os profissionais de serviços de saúde.
- Educação continuada para os profissionais de serviços de saúde.
- Desenvolvimento de medidas adequadas para o isolamento de pacientes com doenças infecciosas com alto risco de contágio e transmissão.
- Controle dos serviços de nutrição, lavanderia, limpeza e descarte do lixo hospitalar.
- Implementação de medidas de biossegurança pela equipe de saúde.
- Controle microbiológico de soluções injetáveis ou parenterais e de artigos médico-hospitalares.
- Implantação de práticas adequadas de limpeza, desinfecção, esterilização do instrumental e equipamento utilizados, bem como sanitização do ambiente hospitalar.
- Controle da qualidade do sangue e seus derivados.
- Determinação de áreas físicas hospitalares adequadas para cada finalidade.
- Promoção da educação em saúde do paciente e da comunidade.
- Desenvolvimento de campanhas estimulando a prevenção de profissionais de serviços de saúde, como as da vacinação contra hepatite B, tétano e gripe.
- Conscientização profissional sobre a importância do controle de infecções hospitalares e adquiridas em outros serviços de saúde.

REFERÊNCIAS

ABREU, M. A. **Natureza e sociedade no Rio de Janeiro**. Rio de Janeiro : Biblioteca Carioca, 1992. 336 p.

ADRIANO, Jaime Rabelo; WERNECK, Gustavo Azeredo Furquim; SANTOS, Max André dos et al. A construção de cidades saudáveis : uma estratégia viável para a melhoria da qualidade de vida? **Ciência e Saúde Coletiva**, Rio de Janeiro, v. 5, n. 1, p. 53-62, 2000.

ALTVATER, E. **O preço da riqueza**. São Paulo : UNESP, 1995. 333 p.

BARBIERE, J. C. **Desenvolvimento e meio ambiente** : as estratégias de mudanças da Agenda 21. Petrópolis : Vozes, 1997. 156 p.

BARCELLOS, Christovam; QUITÉRIO, Luiz Antônio Dias. Vigilância ambiental em saúde e sua implantação no Sistema Único de Saúde. **Revista de Saúde Pública,** São Paulo, v. 40, n. 1, p. 170-177, jan./fev. 2006.

BOFF, Leonardo. **Ecologia** : grito da terra, grito dos pobres. 2. ed. São Paulo : Ática, 1996. 341 p.

BOYD, Robert F. **General microbiology**. St. Louis : Times Mirror, 1984.

BRASIL. Constituição (1988). **Constituição da República Federativa do Brasil**. 39. ed. São Paulo : Saraiva, 2006.

BRASIL. Leis e Decretos. Lei n° 8.080 de 19 de setembro de 1990. **Diário Oficial da União**, Brasília, 19 set. 1990.

BRASIL. Ministério da Saúde. **Portaria n° 2616, de 12 de maio de 1998** [capturado em 10 set. 2004]. Disponível: www.anvisa.com.br.

______. Portaria GM n° 485, de 11 de novembro de 2005. NR 32 - Segurança e saúde no trabalho em serviços de saúde. **Diário Oficial da União**, Brasília, 16 nov. 2005.

BRASIL. Ministério da Saúde. Secretaria de Atenção à Saúde. **Caderneta de saúde da criança**. Brasília, 2007 [capturado em 27 jul. 2008]. Disponível: http://bvsms.saude.gov.br/bvs/publicacoes/sas_dab_caderneta_da_crianca_2007_menor.pdf.

______. **Política Nacional de Promoção da Saúde**. Brasília, 2006. 60 p.

BRASIL. Ministério da Saúde. Secretaria de Políticas de Saúde. Projeto Promoção da Saúde. **As cartas da promoção da saúde**. Brasília, 2002. 56 p.

______. Secretaria de Vigilância em Saúde. **Guia de vigilância epidemiológica**. 6. ed. Brasília, 2005a. 816 p.

______. **Vigilância ambiental em saúde** : textos de epidemiologia. Brasília, 2004. 132 p.

BUSS, Paulo Marchiori. Promoção da saúde e qualidade de vida. **Ciência e Saúde Coletiva**, Rio de Janeiro, v. 5, n. 1, p. 163-177, 2000.

______. Uma introdução ao conceito de promoção da saúde. In: CZERESNIA, D (Org.), FREITAS, C. M. (Org.). **Promoção da saúde** : conceitos, reflexões, tendências. Rio de Janeiro : Fiocruz; 2003.

______; PELLEGRINI FILHO, Alberto. A saúde e seus determinantes sociais. **Physis** : Revista de Saúde Coletiva, Rio de Janeiro, v. 17, n. 1, p. 77-93, jan./abr. 2007.

CAMPOS, Gastão Wagner; BARROS, Regina Benevides de; CASTRO, Adriana Miranda de. Avaliação de política nacional de promoção da saúde. **Ciência e Saúde Coletiva**, Rio de Janeiro, v. 9, n. 3, p. 745-749, jul./set. 2004.

CARVALHO, Sérgio Resende. Os múltiplos sentidos da categoria "empowerment" no projeto de promoção à saúde. **Cadernos de Saúde Pública**, Rio de Janeiro, v. 20, n. 4, p. 1088-1095, jul./ago. 2004.

CAVALCANTI, C. (Org.). **Meio ambiente, desenvolvimento sustentável e políticas públicas**. São Paulo : Cortez, 1997. 436 p.

CENTER FOR DISEASE CONTROL AND PREVENTION. **Guideline for hand hygiene in health-care settings** : recommendations of the Healthcare Infection Control Practices Advisory Committee. Atlanta, 2002. (MMWR 51, RR-16).

______. **Guideline for isolation precautions** : preventing transmission of infectious agents in healthcare settings 2007 : recommendations of the Healthcare Infection Control Practices Advisory Committee. Atlanta, 2007.

COMISSÃO MUNDIAL SOBRE MEIO AMBIENTE E DESENVOLVIMENTO. **O nosso futuro comum**. Rio de Janeiro : Ed. FGV, 1991. 430 p.

CONFERÊNCIA DAS NAÇÕES UNIDAS SOBRE MEIO AMBIENTE E DESENVOLVIMENTO, 1992, Rio de Janeiro. **Agenda 21**. Brasília : Senado Federal, 1996. 585 p.

CONFERÊNCIA NACIONAL DE SAÚDE, 8., Brasília, 1986. **Relatório final**. Brasília: Ministério da Saúde, 1986. 21 p.

CONSELHO NACIONAL DE SECRETÁRIOS DE SAÚDE (Brasil). **Atenção primária e promoção da saúde**. Brasília, 2007. 232 p.

CORRÊA, R. L. O meio ambiente e a metrópole. In: ABREU, M. (Org.). **Natureza e sociedade no Rio de Janeiro**. Rio de Janeiro : [s.n.], 1992. p. 27-36. (Coleção Biblioteca Carioca).

DUPUY, Jean-Pierre. The catastrophe of Chernobyl twenty years later. **Estudos Avançados**, São Paulo, v. 21, n. 59, p. 243-252, jan./abr. 2007.

FERNANDES, A. T. **Infecção hospitalar e suas interfaces na área da saúde**. São Paulo : Atheneu, 2000.

FERREIRA, A. W.; ÁVILA, S. L. M. **Diagnóstico laboratorial das principais doenças infecciosas e auto-imunes**. Rio de Janeiro : Guanabara Koogan, 1996.

GALVÃO, M. Focos sobre a questão ambiental no Rio de Janeiro. In: ABREU, M (Org.). **Natureza e sociedade no Rio de Janeiro**. Rio de Janeiro : [s.n.], 1992. p. 13-26. (Coleção Biblioteca Carioca).

GUATTARI, Félix. **As três ecologias**. 6. ed. Campinas : Papirus, 1997.

GUIMARÃES, C.; LEFF, Enrique. Precisamos de uma nova racionalidade. **SENAC e Educação Ambiental**, Rio de Janeiro, v. 16, n. 1, p. 8-12, jan./abr. 2007.

GUNNING–SCHEPERS, L. J. Models : instruments for evidence based policy. **Journal of Epidemiology Community Health**, v. 53, n. 5, p. 263, 1999.

HENRIQUEZ, Maria Cristina Ajenjo. Infecciones intrahospitalarias : conceptos actuales de prevención y control. **Revista Chilena de Urología**, v. 71, n. 2, p. 95-101, 2006.

HERCULANO, S. et al. (Org.). **Qualidade de vida e riscos ambientais**. Niterói : EDUFF, 2000. 334 p.

________. Do desenvolvimento (in)suportável à sociedade feliz. In: GOLDENBERG (Org.). **Ecologia, ciência e política**. Rio de Janeiro : Revan, 1992. p. 9-48.

IBGE. **Pesquisa nacional de amostra por domicílios** : síntese de indicadores 2007. Rio de Janeiro, 2008. 123 p.

JAWETZ, E.; MELNICK, J. L.; ADELBERG E. A. **Microbiologia médica**. 20. ed. Rio de Janeiro : Guanabara-Koogan, 1998.

JOKLIK, Wolfgang K. et al. **Zinsser microbiology**. 18. ed. Connecticut : Appleton-Century-Crofts, 1984.

KERN, M. E. E.; BLEVINS, K. S. **Micologia médica** : texto e atlas. 2. ed. São Paulo : Premier, 1999.

LACAZ, C. S.; PORTO, E.; HEIZ-VACCARI, E. M. et al. **Guia para identificação** : fungos actinomicetos e algas de interesse médico. [S.l.] : Sarvier, 1998.

LARSON, E. Compliance with handwashing and barrier precautions. **Journal of Hospital Infection**, n. 30, p. S88-S106, Jun.1995.

______; AIELLO, A. E.; CINIOTTI, J. P. Assessing nurses' hand hygiene practices by direct observation or self-report. **Journal of Nursing Measurement**, v. 12, n. 1, p. 77-85, Spring/Summer 2004.

______; EARLY, E.; CLOONAN, P. et al. An organization climate intervention associated with increased handwashing and decreased nosocomial infections. **Behavioral Medicine**, v. 26, n.1, p. 14-22, 2000.

LEAL, Maria do Carmo (Org.); SABROZA, Paulo C. (Org.); RODRIGUES, Rodolfo Hector (Org.). **Saúde, ambiente e desenvolvimento**. Rio de Janeiro : HUCITEC, 1992. 2 v.

LEFF, E. **Epistemologia ambiental**. 3. ed. São Paulo : Cortez, 2002.

LIEBER, Renato Rocha; ROMANO-LIEBER, Nicolina Silvana. Risco, incerteza e as possibilidades de ação na saúde ambiental. **Revista Brasileira de Epidemiologia**, São Paulo, v. 6, n. 2, p. 121-134, jun. 2003.

MÉXICO. Secretaría de Gobernación. **Glosario de protección civil**. México, D.F., 17 jul. 1992. 101 p.

MINAYO, Maria Cecília de Souza; HARTZ, Zulmira Maria de Araújo; BUSS, Paulo Marchiori. Qualidade de vida e saúde : um debate necessário. **Ciência e Saúde Coletiva**, Rio de Janeiro, v. 5, n. 1, p. 7-18, 2000.

MOORE-LANDECKER, E. **Fundamentals of the fungi**. 4. ed. New Jersey : Prentice-Hall, 1996.

MORIN, Edgar. **Os sete saberes necessários à educação do futuro**. 11. ed. São Paulo : Cortez, 2006. 118 p.

ORGANIZAÇÃO PAN-AMERICANA DA SAÚDE. **El control de las enfermidades transmisibles en el hombre**. 10 ed. Washington, 1965.

______. **Municípios, cidades e comunidades saudáveis** : recomendações sobre avaliação para formuladores de políticas nas Américas. Washington, 2005. 37 p.

PELCZAR, Michael; REID, Roger; CHAN, E. C. S. **Microbiologia**. São Paulo : McGraw-Hill, 1980. v. 1.

______; CHAN, E. C. S.; KRIEG, N. R. **Microbiologia** : conceitos e aplicações. São Paulo : McGraw-Hill, 1993. 2 v.

PIMM, Stuart. O que fazemos por nosso planeta? **Ciência Hoje On-line**, 30 set. 2005 [capturado em 7 out. 2008]. Disponível: http://cienciahoje.uol.com.br/3831>.

PROGRAMA brasileiro de descentralização das ações de controle de infecção hospitalar. **Revista do Controle de Infecção Hospitalar**, Brasília, v. 2, n. 2, p. 2, 1995.

PROGRAMA DAS NAÇÕES UNIDAS PARA O DESENVOLVIMENTO. **Relatório do desenvolvimento humano, 2006** : a água para lá da escassez, poder, pobreza e a crise mundial da água. New York, 2006. 442 p.

______. **Relatório do desenvolvimento humano, 2007/2008** : combater as alterações climáticas : solidariedade humana num mundo dividido. New York, 2007. 386 p.

RIOS, Ediara Rabello Girão; FRANCHI, Kristiane Mesquita Barros; SILVA, Raimunda Magalhães da et al. Senso comum, ciência e filosofia : elo dos saberes necessários à promoção da saúde. **Ciência & Saúde** Coletiva, Rio de Janeiro, v. 12, n. 2, p. 501-510, 2007.

RODRIGUES, Edwal A. **Infecções hospitalares** : prevenção e controle. São Paulo : Sarvier, 1997.

SANTOS, Milton. **O espaço dividido** : os dois circuitos da economia urbana dos países subdesenvolvidos. São Paulo: EDUSP, 2004. 440 p.

______. **A natureza do espaço** : técnica e tempo, razão e emoção. 3. ed. São Paulo : Hucitec, 1999. 308 p.

______. **Por uma geografia nova** : da crítica da geografia a uma geografia crítica. São Paulo : EDUSP, 2002. 288 p.

SENAC. DN. **Prevenir** : quebrando a cadeia de transmissão das doenças. Rio de Janeiro : Ed. Senac Nacional, 1999.

SÍCOLI, J. L.; NASCIMENTO, P. R. do. Promoção de saúde : concepções, princípios e operacionalização. **Interface** : Comunicação, Saúde, Educação, Botucatu, v. 7, n. 12, p. 101-122, fev. 2003.

SIDRIM, J. C.; MOREIRA, J. L. B. **Fundamentos laboratoriais da micologia médica**. Rio de Janeiro : Guanabara-Koogan, 1999.

SÍNTESE de indicadores sociais : uma análise das condições de vida da população brasileira 2003. Rio de Janeiro: IBGE, 2003 [capturado em 7 out. 2008]. (Estudos e Pesquisas. Informação Demográfica e Socioeconômica, n. 23). Disponível: http://www.ibge.gov.br/home/estatistica/populacao/condicaodevida/indicadoresminimos/sinteseindicsociais2008/indic_sociais2008.pdf.

SOUZA, Elza Maria de; GRUNDY, Emily. Promoção da saúde, epidemiologia social e capital social : inter-relações e perspectivas para a saúde pública. **Cadernos de Saúde Pública**, Rio de Janeiro, v. 20, n. 5, p. 1354-1360, set./out. 2004.

TAMBELLINI, A. T., CÂMARA, V. M. A temática saúde e ambiente no processo de desenvolvimento do campo da saúde coletiva. **Ciência e Saúde Coletiva**, Rio de Janeiro, v. 3, n. 2, p. 47-59, 1998.

TEIXEIRA, Carmen Fontes. Promoção e vigilância da saúde no contexto da regionalização da assistência à saúde no SUS. **Cadernos de Saúde Pública**, Rio de Janeiro, v. 18, p. S153-1S62, 2008. Suplemento.

TORTORA, Gerard J.; FUNKE, Berdel R.; CASE , Cristrine L. **Microbiologia**. 8. ed. Porto Alegre : Artmed, 2005.

TRABULSI, L. R.; ALTERNUM, F.; GOMPERTZ, O. F. et al. **Microbiologia**. 3. ed. São Paulo : Atheneu, 1999.

TRAVERSO-YEPEZ, Martha A. Dilemas na promoção da saúde no Brasil : reflexões em torno da política nacional. **Interface** : Comunicação, Saúde, Educação, Botucatu, v. 11, n. 22, p. 223-238, maio/ago. 2007.

VIOLA, E. (Org.). **Meio ambiente, desenvolvimento e cidadania**. 2. ed. São Paulo : Cortez,1998. 220 p.

WHITEHEAD, M. **The concepts and principles of equity and health**. Copenhagen : World Health Organization, 2000.

WORLD HEALTH ORGANIZATION. **Practical guidelines for infection control in healthcare facilities**. New Delhi, 2004. (SEARO Regional Publication, n. 41).

ZAITZ, C. **Compêndio de micologia médica**. Rio de Janeiro : MEDSI, 1998.

www.ingramcontent.com/pod-product-compliance
Lightning Source LLC
LaVergne TN
LVHW010420230826
846092LV00003BA/989

* 9 7 8 6 5 5 5 3 6 2 5 9 6 *